医者が考案した
がん・病気をよせつけない

最強の一汁一菜

小林弘幸
順天堂大学医学部教授

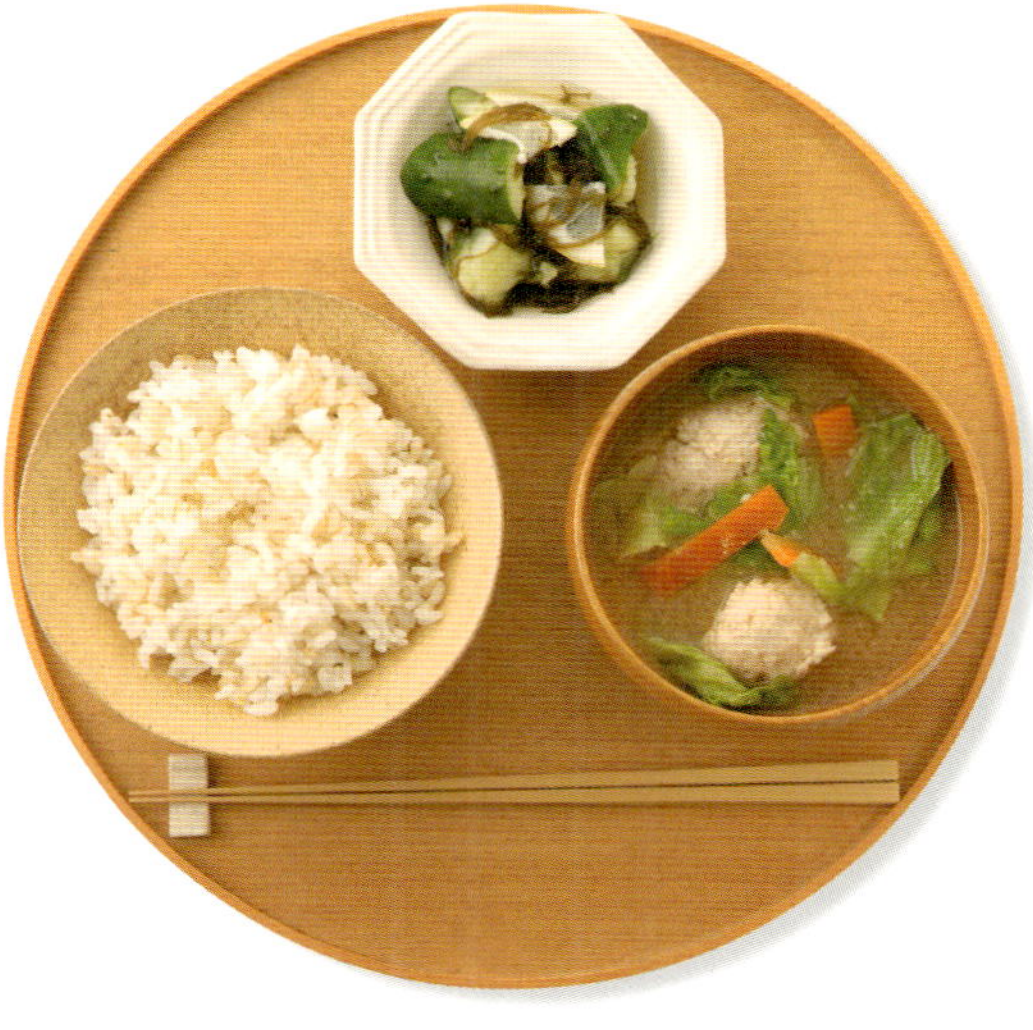

SB Creative

「最強の一汁一菜」が
自律神経と腸を整える
最強の長生き食です

はじめに

30年研究してわかった がん・病気をよせつけない 最強の食事とは？

戦争直後、日本は全国的に食料不足に陥っていました。一方、飽食の時代と言われる現在、日本人の平均摂取カロリーは、じつはあの頃とあまり変わっていません。しかしその間に、生活習慣病やメタボリックシンドロームと診断され、悩む人が急増しているのも事実。ではなぜ、そうなってしまったのでしょうか。

私は、**自律神経のバランスの乱れが、大きく関わっている**と考えています。

ちなみに、太っている人の自律神経を計測すると、交感神経と副交感神経のバランスが崩れてしまっているケースがほとんどです。しかも、バランスが崩れているうえに、両方の神経のレベルが低下しているというのが、問題に拍車《はくしゃ》をかけています。

活動時に活発化する交感神経と、休息時に活発化する副交感神経のバランスがよく、なおかつどちらのレベルも高い状態が、本書の目指すところ。

それを実現してくれるのが、「最強の一汁一菜」なのです。

私の考える「最強の一汁一菜」とは、**みそ汁ともち麦がベースの一汁一菜**。

自律神経の状態を正常に保つためには、腸内環境を整えることが第一の課題です。その課題をクリアするためにも、日本の伝統的な発酵食品であるみそと、食物繊維を多く含んでいるもち麦の組み合わせは、まさに最強のタッグ。

腸の蠕動《ぜんどう》運動が活発になれば、それを担う副交感神経のレベルが上がり、ひいては自律神経のバランスがよくなります。

自律神経の状態を正常に保つために、もう1つ、実行してほしいことがあります。

それは、**朝、昼、晩と1日3回の食事をとる**こと。腸には、刺激が加わると活動を始めるという性質があるため、定期的に刺激を与えるのが目的です。

また、1日3回の食事をとることで、少しずつでも、規則正しい生活を送るくせがついてくるはずです。それも好ましいことです。

ぜひ、自律神経と腸内環境を整え、病気知らずの体を目指してください。

最強の食事も続かなければ意味がない だからこの「一汁一菜」

病気知らずの体を作るには、食習慣を見直す必要があります。

しかし、体にいいからといって手の込んだ献立にしてしまうと、めんどうに感じてしまい、続けられなくなりますよね。それでは、意味がありません。

無理をしなくても続けられる方法を考えた結果が、本書の一汁一菜でした。

なお、「1日3回の食事をとる」というルールはありますが、一汁一菜を用意するのは、そのうちの夕食だけでもかまいません。

朝は軽くバナナ1本でもいいですし、昼はファストフードを食べてもいいのです。

また、仕事のつき合いで飲みに行くことになったり、友人から誘われたりした場合も、断る必要はありません。逆算して、朝食か昼食を一汁一菜に変えてもいいですし、翌日の食事でつじつまを合わせるなど、融通がききます。

好きな食べものも、がまんしなくて大丈夫。1、2週間に1度はブレイクを入れ、ステーキでも牛丼でも、食べたいものを心おきなく楽しんでください。楽しく食事をすることは、自律神経を整えるためにも大切です。**ストレスフリーの環境を保つことが、「最強の一汁一菜」をうまく続けるための必須条件。**油断大敵とはよく言いますが、私は「がまん大敵」です。

ところで、物事を三日坊主で終わらせず、習慣づけるためには、**行動をルーチン化する**のが近道。今回は、それが1日3回の食事ということになります。最初から完璧にこなそうとする必要はありません。まずはひとつ、「夕飯を21時までに食べ終わる」。これだけはしっかりと意識してください。21時までに夕飯を食べ終わると、翌朝には自然とお腹がすき、朝食が食べられるようになります。朝は忙しくて料理ができないという人は、夕飯を多めに作っておき、翌朝、その残りものを食べることにするといいでしょう。

きっと、このルーチンが身につく頃には、体の変化を実感しているはずです。

「最強の一汁一菜」のすごい健康効果とは？

効果 1

自律神経が整う！

内臓や血管、腺の分泌のような、自分の意志で自由に動かせない部分をコントロールしてくれているのが自律神経。これが良好だと免疫力が向上し、風邪、アレルギー性鼻炎、過敏性腸症候群、便秘、ストレスなど、さまざまな病気の予防・改善につながります。

効果 2

腸内環境を改善！

みそなどの発酵食品には、腸の働きを助ける善玉菌の1つ、乳酸菌が含まれています。もち麦は食物繊維が豊富で、整腸作用があります。腸内環境が整うと、便秘や冷え症、肌荒れ、不眠、ストレスの予防・改善が期待でき、大腸がんのリスクが軽減される効果も。

効果 3

血糖値を抑える！

大豆由来食品であるみそには、血糖値を下げる働きがあります。また、もち麦のβ-グルカンは水溶性食物繊維。胃の中の食べものを包み、消化器官をゆっくり移動することで糖類の吸収を抑え、食後血糖値の上昇を防ぎます。糖尿病の予防、高血圧の改善に効果的。

効果 4

美肌・アンチエイジングに効果あり！

みそを作る過程で大豆と麹が合わさり、大豆のタンパク質を分解してアミノ酸を生成。良質なアミノ酸には、美肌効果があると言われています。もち麦のビタミンEは、乾燥肌対策に力を発揮。外皮を残したもち麦にはポリフェノールが含まれ、しわ防止に役立ちます。

効果 5

便秘・生活習慣病が改善！

自律神経のバランスが保たれ、腸内環境が整うと、便秘や生活習慣病が改善されます。また、みそが熟成される過程で抗酸化力をアップする物質が生成され、それが、糖尿病や高血圧、脳梗塞、心筋梗塞など、生活習慣病の症状を改善してくれるという一面も。

効果 6

疲れ知らずの体になる！

みそは発酵食品で、善玉菌である乳酸菌が豊富。腸内に善玉菌を増やせば、免疫力を高めることができます。それはつまり、体が疲れにくくなるということ。風邪、インフルエンザなどの感染症にもかかりにくくなるばかりか、がん予防にも有効と期待されています。

効果 7

リラックス効果でストレス改善！

「幸せホルモン」の異名を持つセロトニン。みそにはセロトニンの分泌を促す必須アミノ酸、ビタミン群が含まれています。もち麦にはリラックス効果をもたらす天然アミノ酸の一つ、GABAも。うつ病や睡眠障害、パニック障害、強迫性障害の予防・改善に期待大。

カンタン！
すぐ手に入る食材なのに
すごい健康効果を発揮する
「最強の一汁一菜」を今すぐ始めて
病気知らずの体になりましょう！

第1章

おいしい！ カンタン！

最強の一汁一菜 きほんの作り方

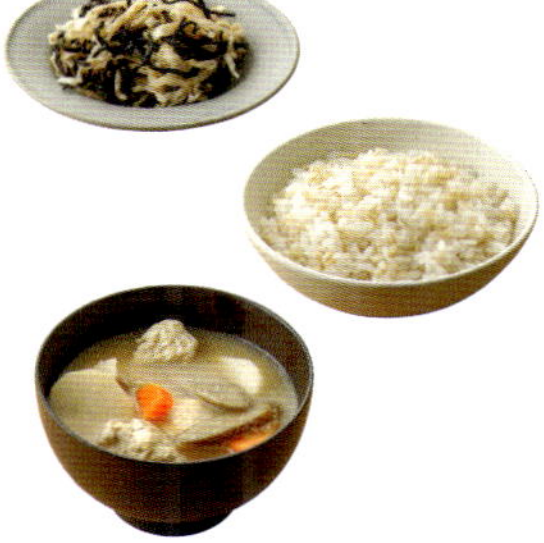

第2章

がん・病気をよせつけない！

小林式「一汁一菜」すごい健康効果とは？

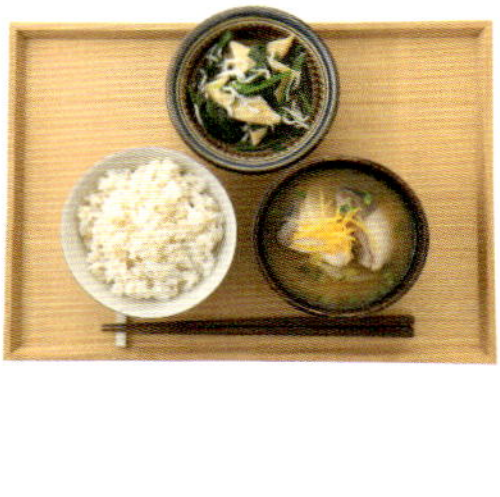

第3章

体の不調が消えていく！ 最強の一汁一菜 2週間献立

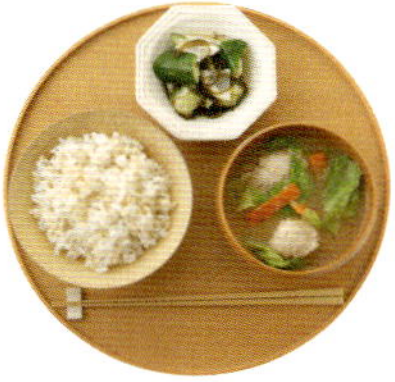

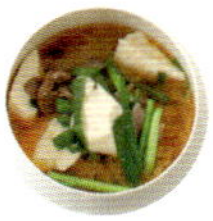
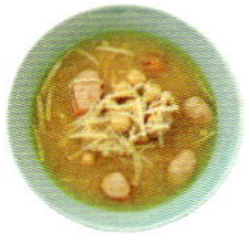
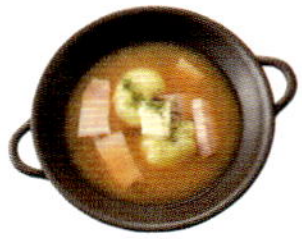

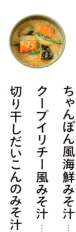

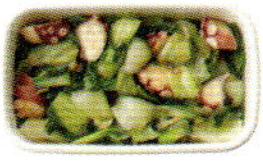
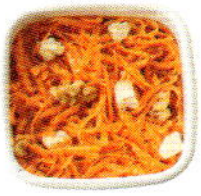
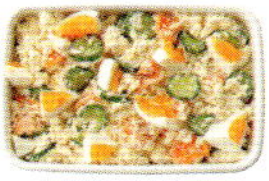
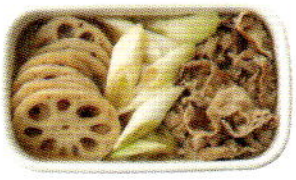

［作り置き小鉢レシピ］

第4章

病気にならない体を作る!

最強の一汁一菜 日常生活のヒント

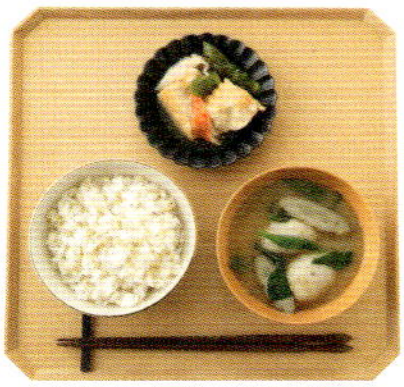

第1章

おいしい！ カンタン！

最強の一汁一菜 きほんの作り方

毎日続けるには、おいしいだけでなく手軽に作れることも大切。
まずは、基本の一汁一菜の組み立て方とコツをご紹介します。

毎日10分！

「最強の一汁一菜」のきほん

一汁一菜とは、ごはんなどの主食に、汁物一品、惣菜一品を添えただけのシンプルな献立のこと。飽食の時代と言われ、栄養過多が心配される今の日本で、人々が健康をとり戻す食事法として注目されています。

本書が提案する**「最強の一汁一菜」は、もち麦とみそ汁の最強タッグに、発酵食や野菜とタンパク質を補給する小鉢をプラスした組み合わせ。**食物繊維や抗酸化物質をとり、腸内環境をよくすることで、自律神経のバランスを整えることが目的です。

腸内環境がよくなればおのずと血液がきれいになり、きれいな血液が全身に行き届けば、疲れにくい体が手に入ります。自律神経のバランスが整えばメンタルが強くなり、同時に集中力がアップして、**仕事にも遊びにも全力を注げるようになります。**

今よりもさらに充実した日々を「最強の一汁一菜」が実現してくれるでしょう。

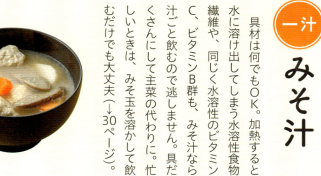

一汁

みそ汁

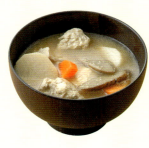

具材は何でもＯＫ。加熱すると水に溶け出してしまう水溶性食物繊維や、同じく水溶性のビタミンC、ビタミンB群も、みそ汁なら汁ごと飲むので逃しません。具だくさんにして主菜の代わりに。忙しいときは、みそ玉を溶かして飲むだけでも大丈夫（→30ページ）。

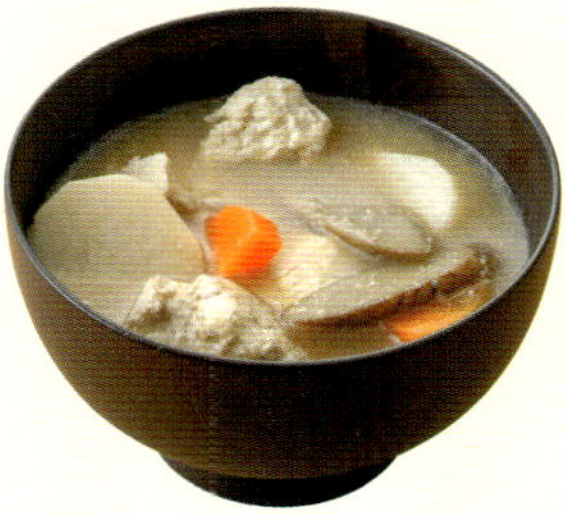

主食

麦ごはん

もち麦ごはんは多めに炊き、残った分は小分けにして冷凍保存しましょう。食べる直前にレンジで解凍すれば、プチプチの食感がよみがえります。また、もち麦だけで炊いて冷凍し、小さく割ってみそ汁やスープに入れたり、サラダのトッピングにするのもおすすめ。

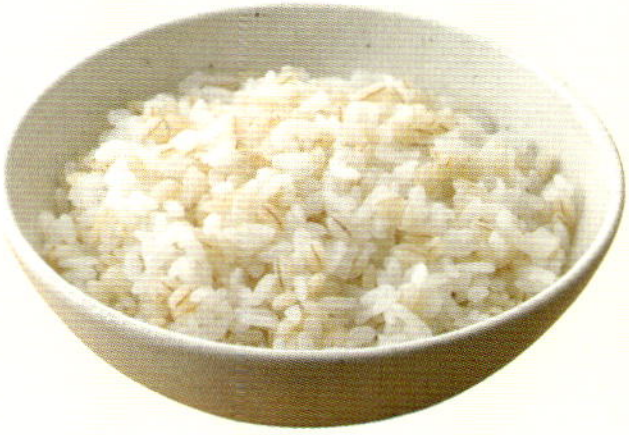

一菜

小鉢

みそ汁が具だくさんなので、小鉢は納豆、漬け物だけでもＯＫ。また、忙しいときのために、1、2品、作り置きを用意しておくのもおすすめです。その際は、食物繊維や抗酸化物質を豊富に含んでいるものを選ぶとなおよし。食材から旬が感じられ、箸が進みます。

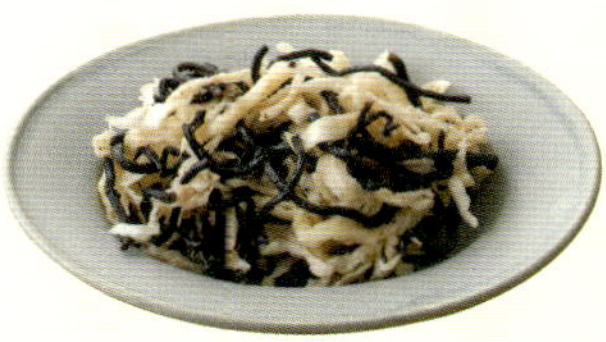

最強の一汁 みそ汁

主な効能

◎乳酸菌が腸の働きを助け、便秘解消
◎老化を防止し、若々しい美肌を作る
◎「幸せホルモン」のセロトニンが増加

抗酸化・抗がん作用もある日本のスーパーフード

みそには、私たちの体を健康にしてくれる力がいっぱい。

主原料の大豆には**抗酸化作用**があり、**風邪や成人病**、**がんの予防**にも役立ちます。また、**老化防止**や**美肌効果**、**メンタルを安定させる効果**もあり、発酵されみそになる過程でさらにパワーアップ。**さまざまなメリットがみそ汁1杯に詰まっている**のです。

具材は、定番の豆腐、わかめはもちろん、トマトやキャベツ、キムチ、ちくわもいい味を出してくれます。納豆やチーズを合わせて、発酵食品のWパワーを狙うという手もあります。意外と牛乳も合いますよ。騙されたと思って試してみてください。

みそを選ぶ

日本全国にある料理ですが、土地によって使われているみそが異なります。味や効能で好みに合うものを選びましょう。

白みそ

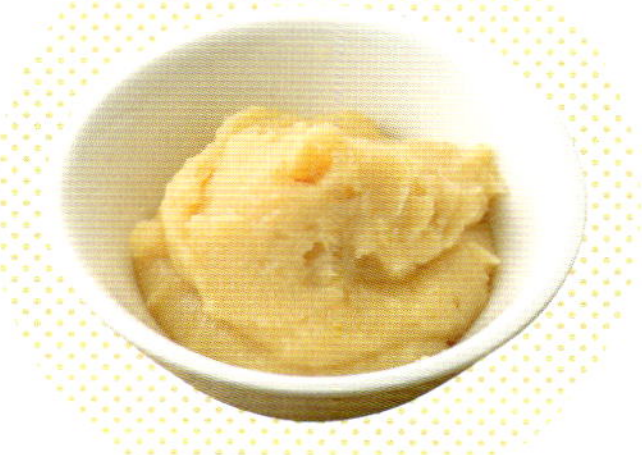

主に西日本で作られているみそ。塩分を抑え、麹歩合を多くしているので、甘みがあります。抗ストレス作用のあるGABAが含まれ、リラックス効果あり。血管を強くするビタミンEも。

赤みそ

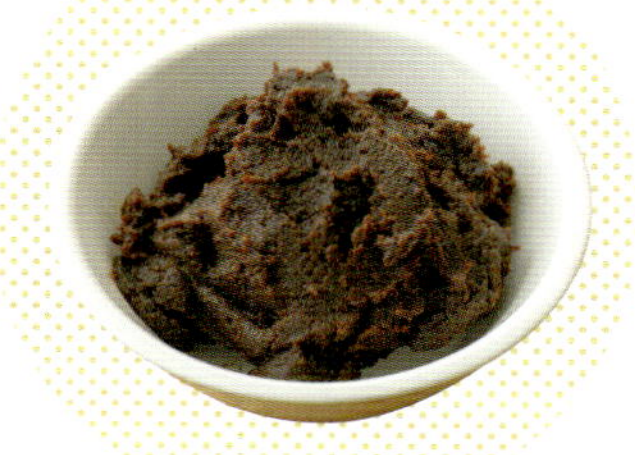

コクのある風味が特徴。主に東日本で作られているみそで、土地によって甘みの強さに差があります。抗酸化物質のメラノイジンは、病気やがんの予防、老化防止が期待できます。

合わせみそ（米・麦）

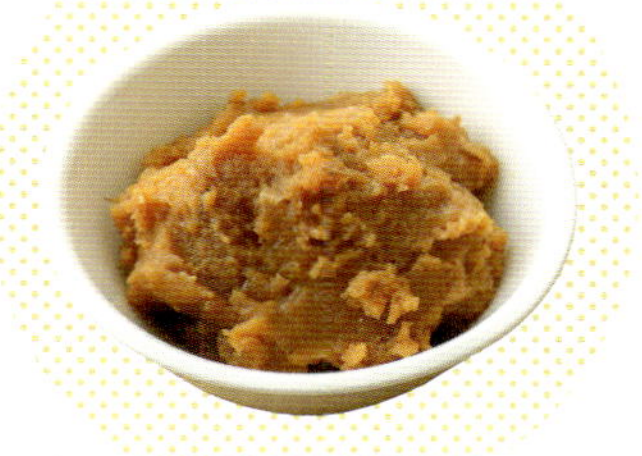

赤・白いずれかの米みそに、麦みそを合わせたもの。麦みそは塩分が低く、麹歩合が多いので、ほのかな甘みと豊かな香りが特徴です。主に九州地方や山口県、愛媛県で作られています。

合わせみそ（赤・白）

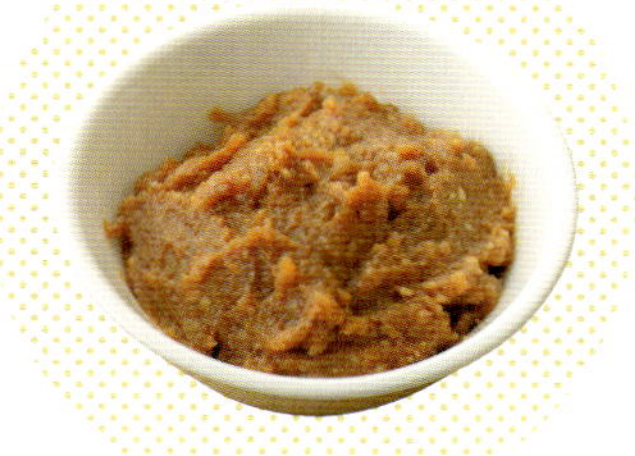

赤・白を合わせたみそ。両方のメリットを得られるのが利点。目的に合わせて配合率を変えるのも楽しい。朝は代謝を上げる赤みそ、夜は快眠効果のある白みそを多めにするのがおすすめ。

だしをとる

みそ汁は、だしが味の決め手。
化学調味料ではなく、自然のものでだしをとりましょう。
長く続けられるよう、簡単な方法をご紹介します。

［水だし］

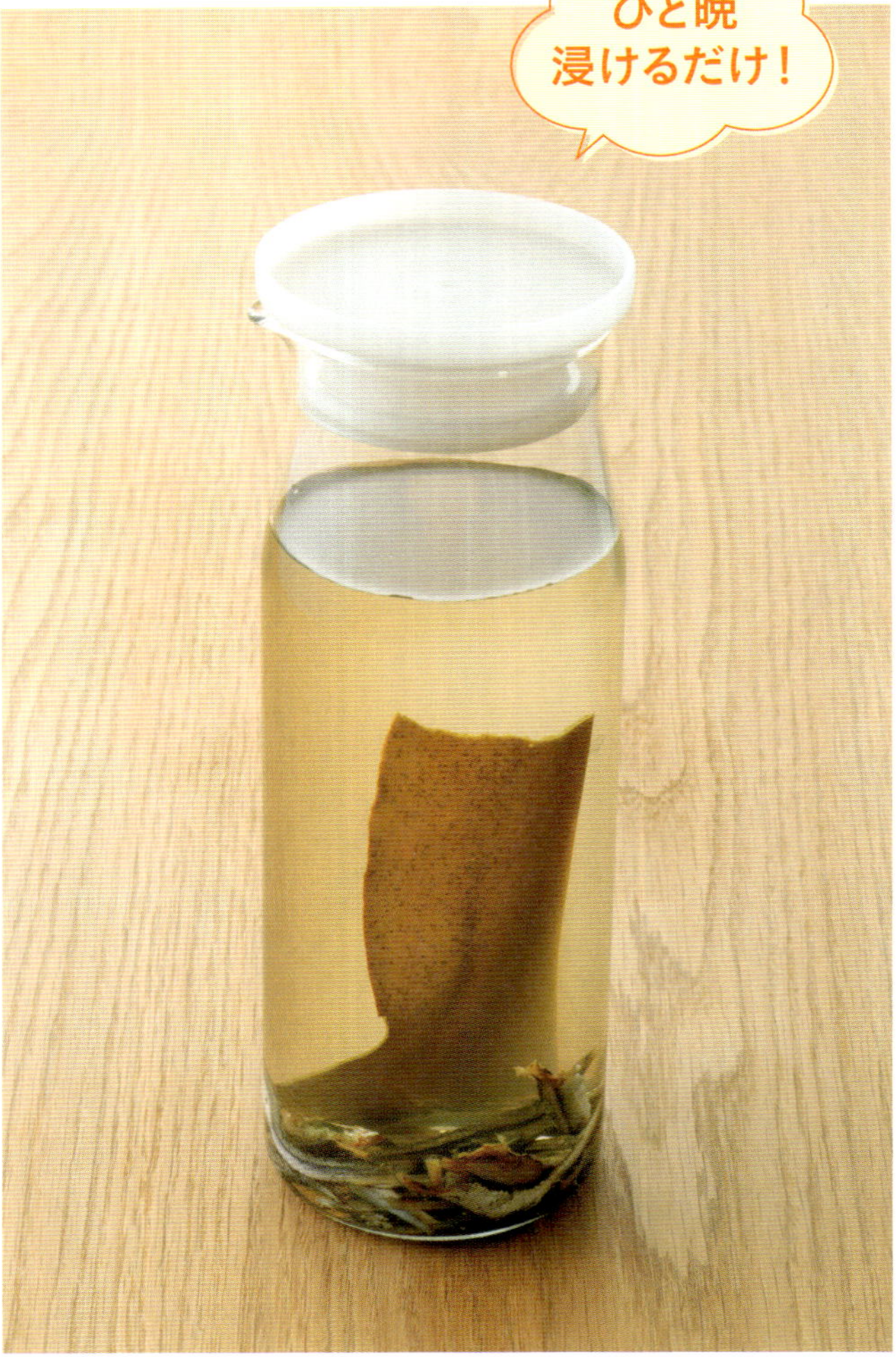

材料（作りやすい分量）

煮干し …… 10g
昆布 …… 5×8cm・1枚
水 …… 1L

作り方

1. 煮干しは頭と内臓をとり除き、半身に裂く。昆布はハサミで切り込みを入れる。
2. ボトルに1と水を入れ、冷蔵庫に一晩おく。

[ポットだし]

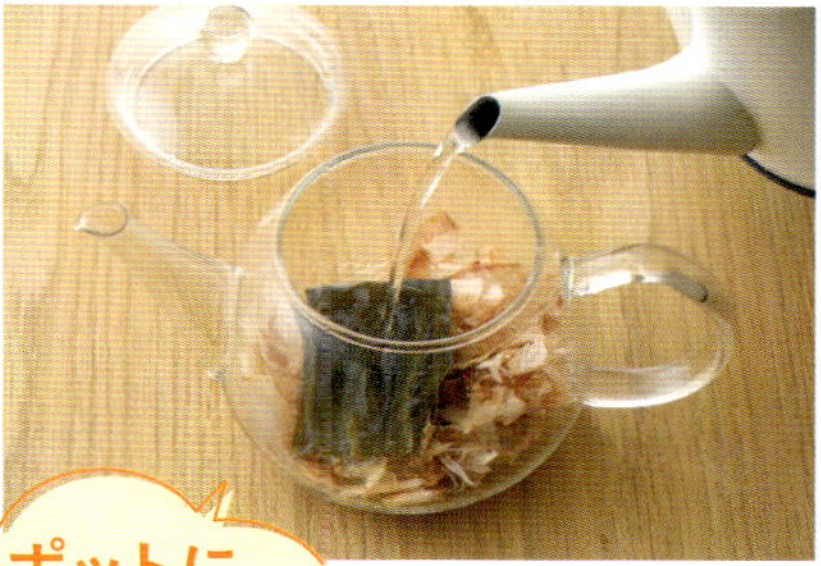

ポットに
お湯を注ぐ
だけ！

材料（作りやすい分量）

かつお節 …… ひとつまみ（10g）
昆布 …… 3×5cm・1枚
お湯 …… 400～500ml

作り方

1. ポットにかつお節と昆布を入れる。
2. 熱湯を注いで1～2分蒸らす。

[粉末だし]

フードミルに
かけるだけ！

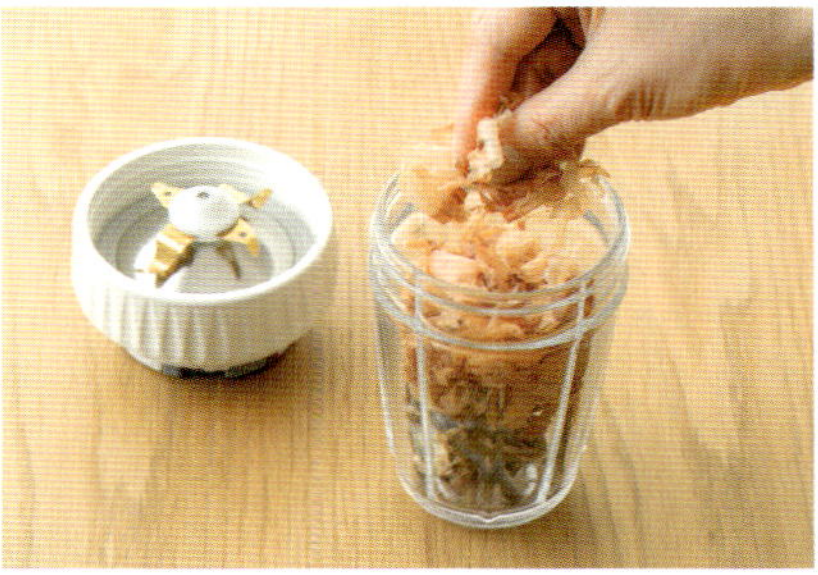

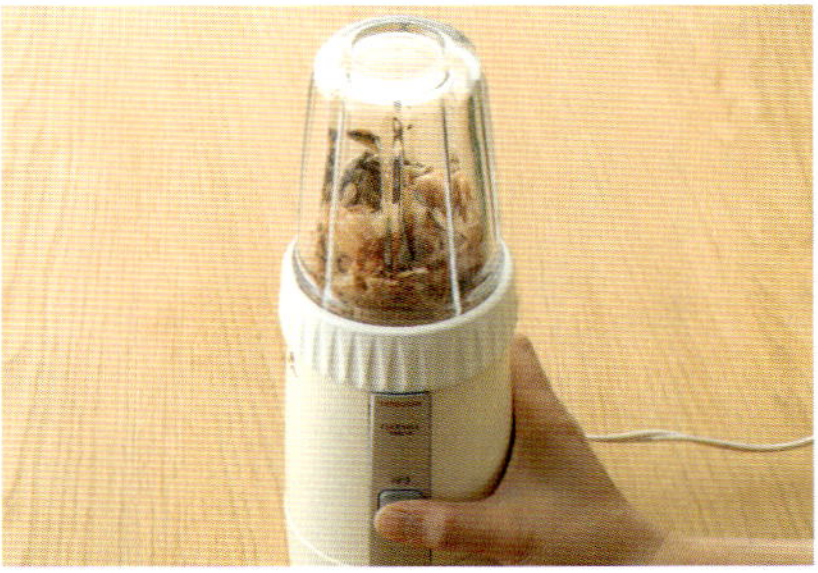

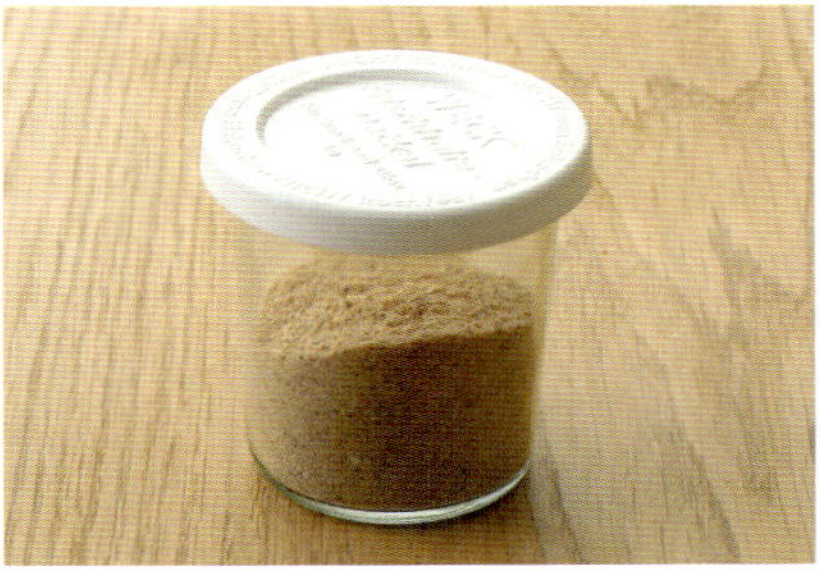

材料（作りやすい分量）

干ししいたけ ····· 1枚
煮干し …… 5g
かつおぶし ·····- ひとつまみ（10g）

作り方

1. 干ししいたけは手で4等分くらいの大きさに割る。煮干しは頭と内臓をとり除き、半身にする。
2. フードミルに1とかつお節を入れ、粉末状になるまで攪拌《かくはん》する。

最強の主食 麦ごはん

主な効能

- ◎もち麦の食物繊維を効率よく摂取
- ◎「腸からやせる体」を作ってくれる
- ◎冷えてももち麦のモチモチが持続

たっぷりの食物繊維が 血糖値の上昇をゆるやかにさせる

本書が提案する麦ごはんは、白米2：もち麦1の割合で配合した「5割炊きもち麦ごはん」。一般的には、同じ大麦でもうるち性の押し麦を使用した麦ごはんが知られていますが、**もち麦には、うるち麦をはるかに超える量の食物繊維が含まれています**。もち麦の食物繊維含有量は、**なんと白米の約25倍**。毎日の食事にとり入れれば、腸内環境をよくし、血糖値の上昇をゆるやかにしてくれます。

さらに、腹持ちがよくカロリーは少ないので、**ダイエットにも最適**。無理に糖質制限をしたりせず、**食べながらやせることができるスーパーフード**です。

どんな「麦」がいいの？

米と同じように、大麦にもうるち性ともち性があり、デンプンのアミロース、アミロペクチンの割合によって種類がわかれます。麦製品は、押し麦、麦芽大麦など多種多様ですが、原材料の表記を確認し、「もち性麦」「もち麦」と書かれたものを選びましょう。

うるち麦

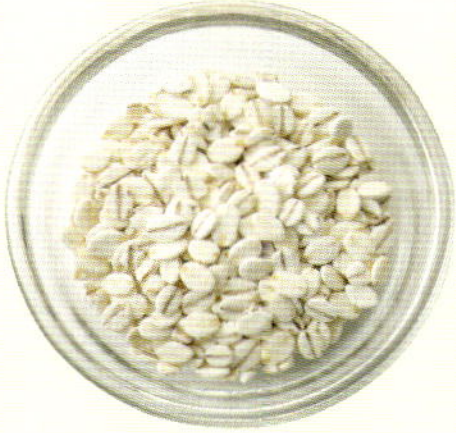

デンプンは、主にアミロース。外皮を残して加工された押し麦が主流で、プチプチした歯触りがあります。

もち麦

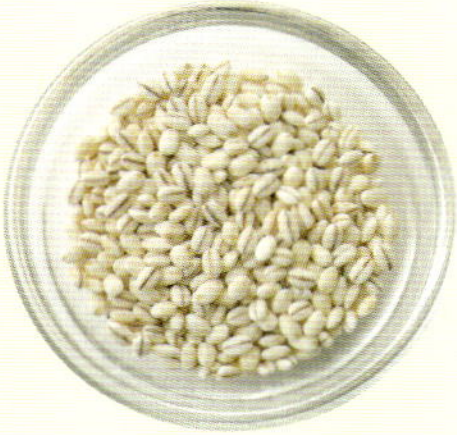

アミロースとアミロペクチンを含有。炊くと粘りが生まれてモチモチになるのは、アミロペクチンが原因です。

どうやって食べる？

白米にもち麦を混ぜて炊き上げ、主食として食べるのが一般的。もち麦そのものにはくせがないので、炊き込みご飯やおかゆもOK。チャーハン、カレー、ちらしずしなど、どんな料理にも気軽に合わせることができます。

また、応用編として、残った麦ごはんは丸めて団子に。お好みに合わせてきなこやあんこ、ごまだれを絡め、おやつとして楽しむのもおすすめです。

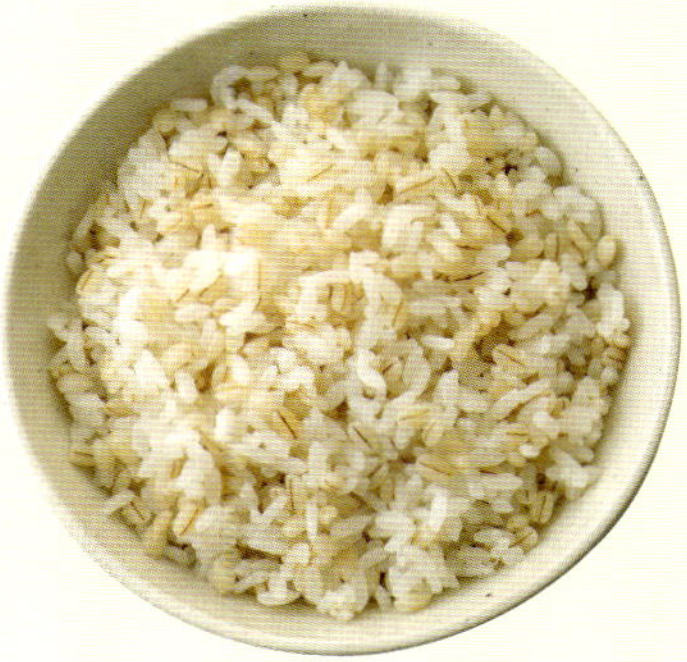

もち麦のモチモチ食感は冷えても損なわれません。そのため、「5割炊きもち麦ごはん」はお弁当にも最適。

食物繊維の量は？

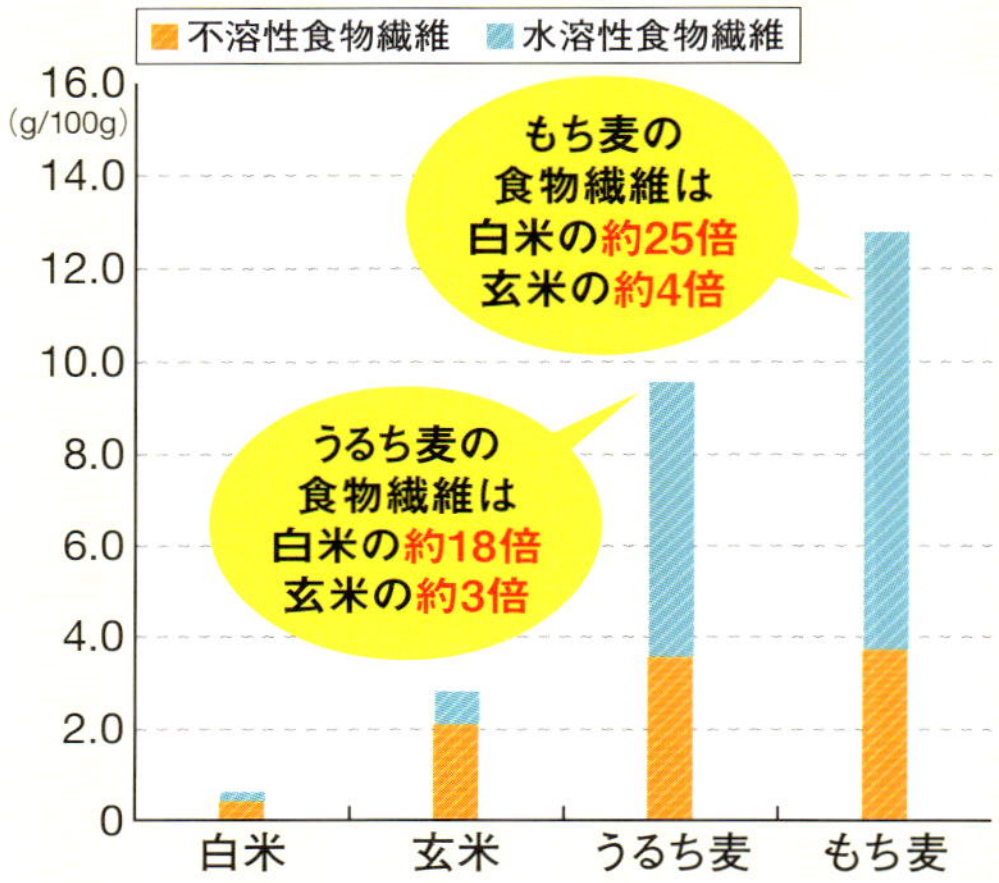

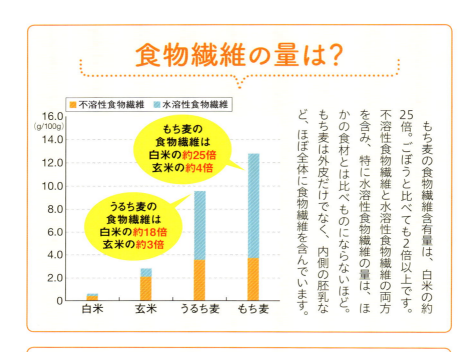

もち麦の食物繊維含有量は、白米の約25倍。ごぼうと比べても2倍以上です。不溶性食物繊維と水溶性食物繊維の両方を含み、特に水溶性食物繊維の量は、ほかの食材とは比べものにならないほど。もち麦は外皮だけでなく、内側の胚乳など、ほぼ全体に食物繊維を含んでいます。

なぜ血糖値がゆるやかになる？

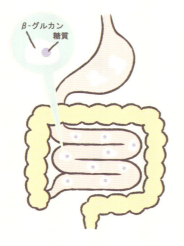

もち麦のβ-グルカンは水溶性食物繊維。水に溶けるとネバネバになる性質があり、そのネバネバが余分な糖質を包み込んで、腸内での吸収を遅らせてくれます。それによって血糖値の上昇がゆるやかになり、さまざまな病気の予防に。また、リバウンドを防ぎ、ダイエットを成功させてくれます。朝食で麦ごはんを食べると、昼にもち麦の効果が表れ、全体的に血糖値が上がりにくくなります。

コレステロールを下げる効果も！

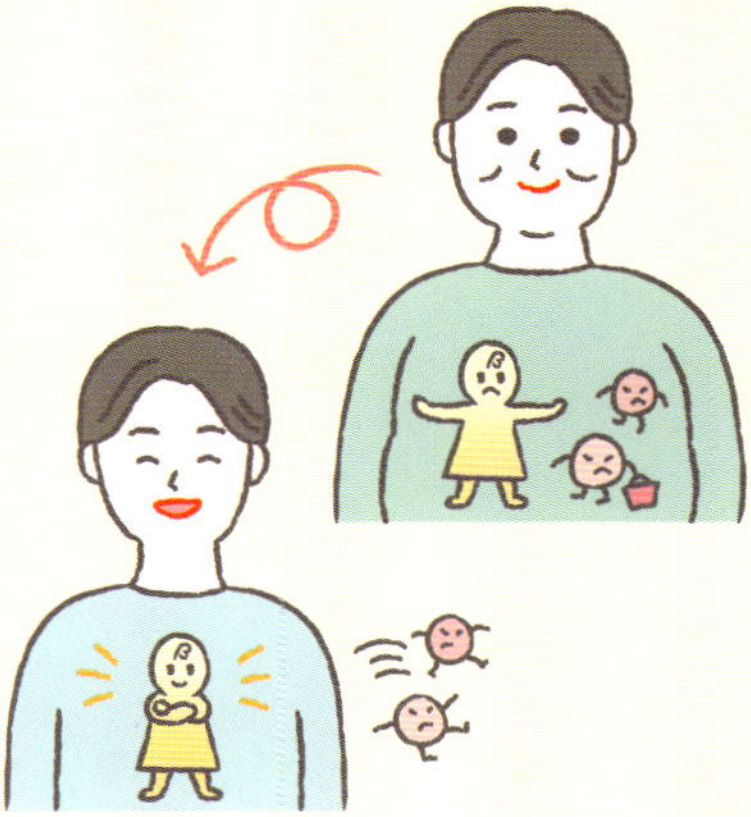

悪玉コレステロールは人間の体内に胆汁酸を分泌させ、脂質の消化吸収を促進し、太らせる可能性があります。β-グルカンはその働きをブロックし、食事によるコレステロールの吸収をゆるやかに。また、β-グルカンには、胆汁酸をとり込み、体外に排出するという作用もあります。それで新たに胆汁酸が合成され、コレステロール値が低下するという仕組みになっています。

ほかにもいいことがいっぱい！

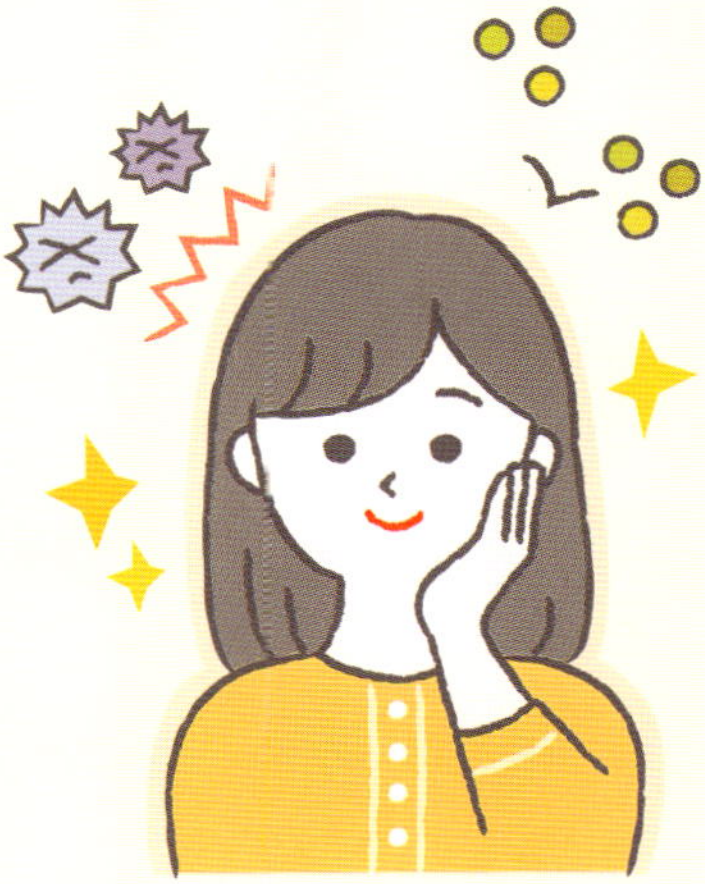

もち麦には、便秘や生活習慣病の予防や改善効果だけではなく、さまざまなメリットが備わっています。β-グルカンが腸を刺激して免疫細胞を活性化すると、免疫力がアップ。風邪やインフルエンザなどの感染症、花粉症などのアレルギー症状にも効くと評判です。脂質代謝に役立つビタミンB群、抗酸化作用があるビタミンEなどは、いずれもアンチエイジングの効果が期待できます。

麦ごはんの炊き方

食物繊維たっぷりのもち麦を効率よく摂取するには、麦ごはんがおすすめです。

1 米と麦を用意する

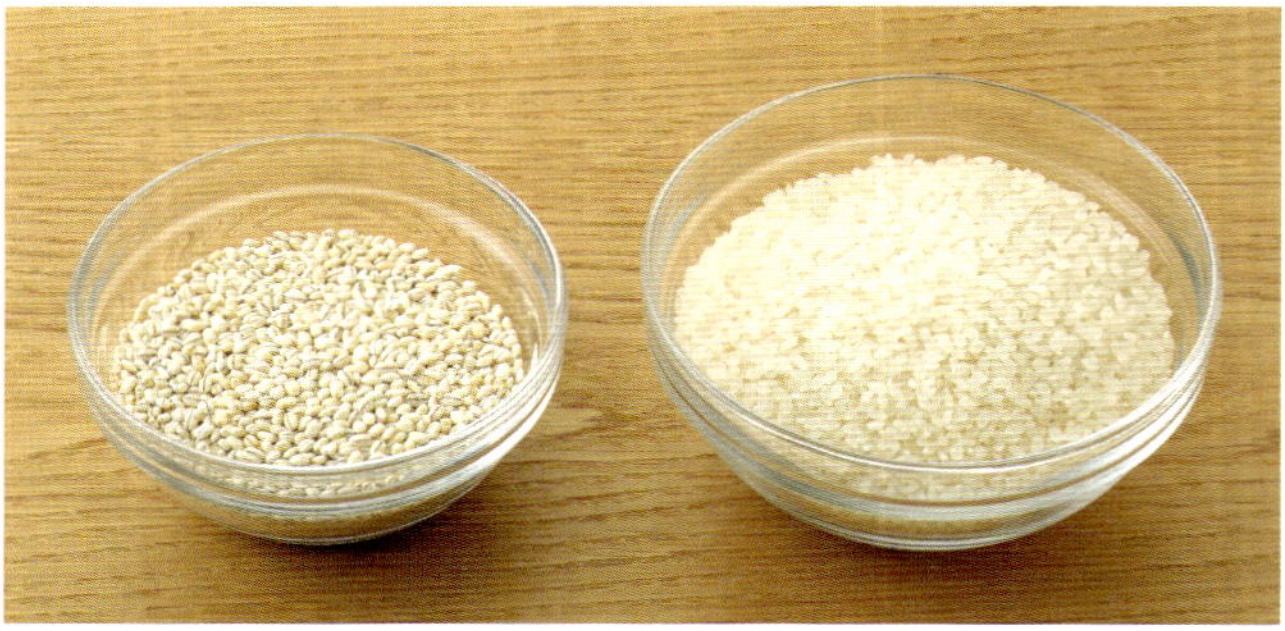

白米2:もち麦1の「5割炊きもち麦ごはん」。白米の量の5割がもち麦という計算で、今回は白米2合に対してもち麦1合で配合します。なお、お茶碗1杯分（150g）の食物繊維は約3g、カロリーは232calです。

2 米を水で研ぎ、麦を加える

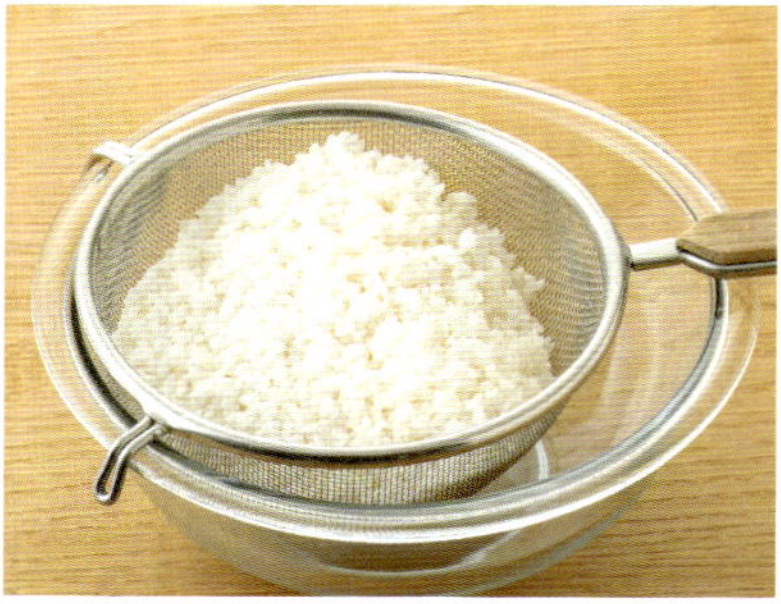

白米を研いだらよく水を切ってください。ざるなどを使うと、しっかり水が切れます。ただし乾燥を防ぐため、ざるに上げるのは5分程度にとどめましょう。

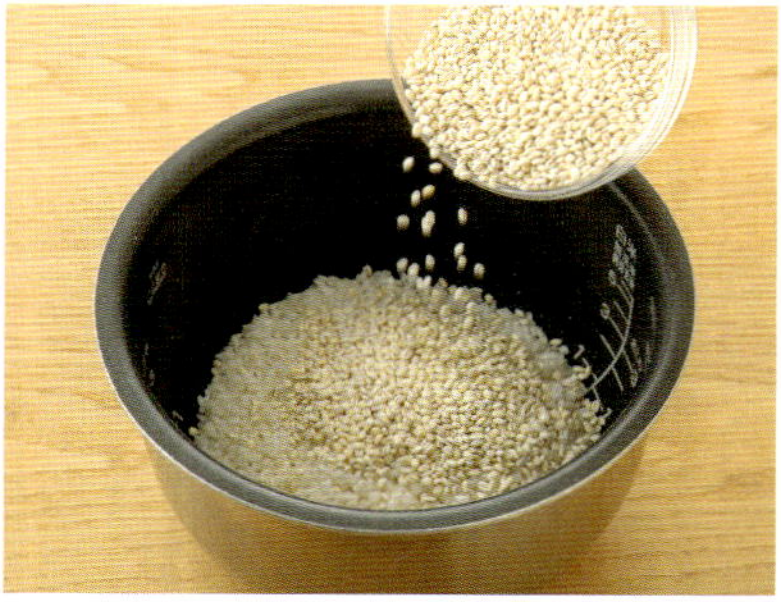

研ぎ終わった白米を炊飯器に入れ、もち麦を加えます。メーカーによってはもち麦を事前に洗っておかなくてはならないものもあるので、確認しましょう。

ひと口メモ

サラダやスープに入れるなら、ゆでもち麦がお手軽。もち麦の10倍量の水を沸騰させ、中火で15～20分間ゆでたら、ざるに上げ、水洗いして完成です。ゆでもち麦は、生のもち麦よりポリフェノールがアップ。

3 水を入れて30分ほど吸水させ、炊く

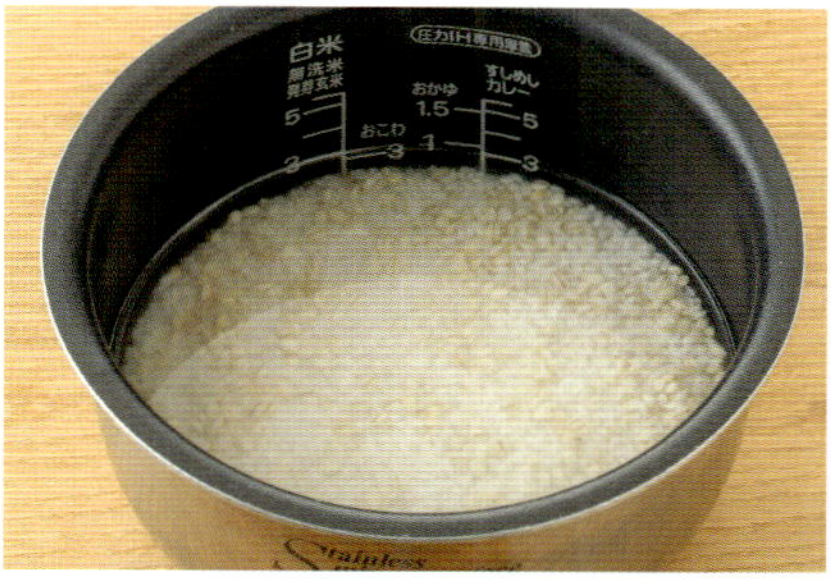

炊飯器に水を入れます。白米用の3合の目盛り(白米2合＋もち麦1合)を目印にしてください。約30分かけてじっくり吸水したら、軽く混ぜて炊飯スタート。

4 炊き上がったら、軽く混ぜる

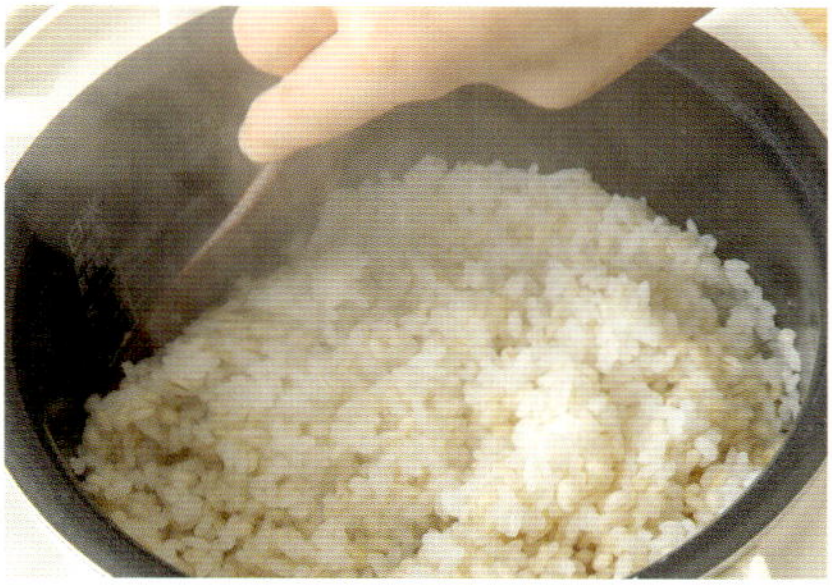

炊き上がったら、白米ともち麦がまんべんなく混ざるようにへらで軽くほぐします。余分な水分を飛ばしたり、ムラなく炊き上げるためにも大事な工程です。

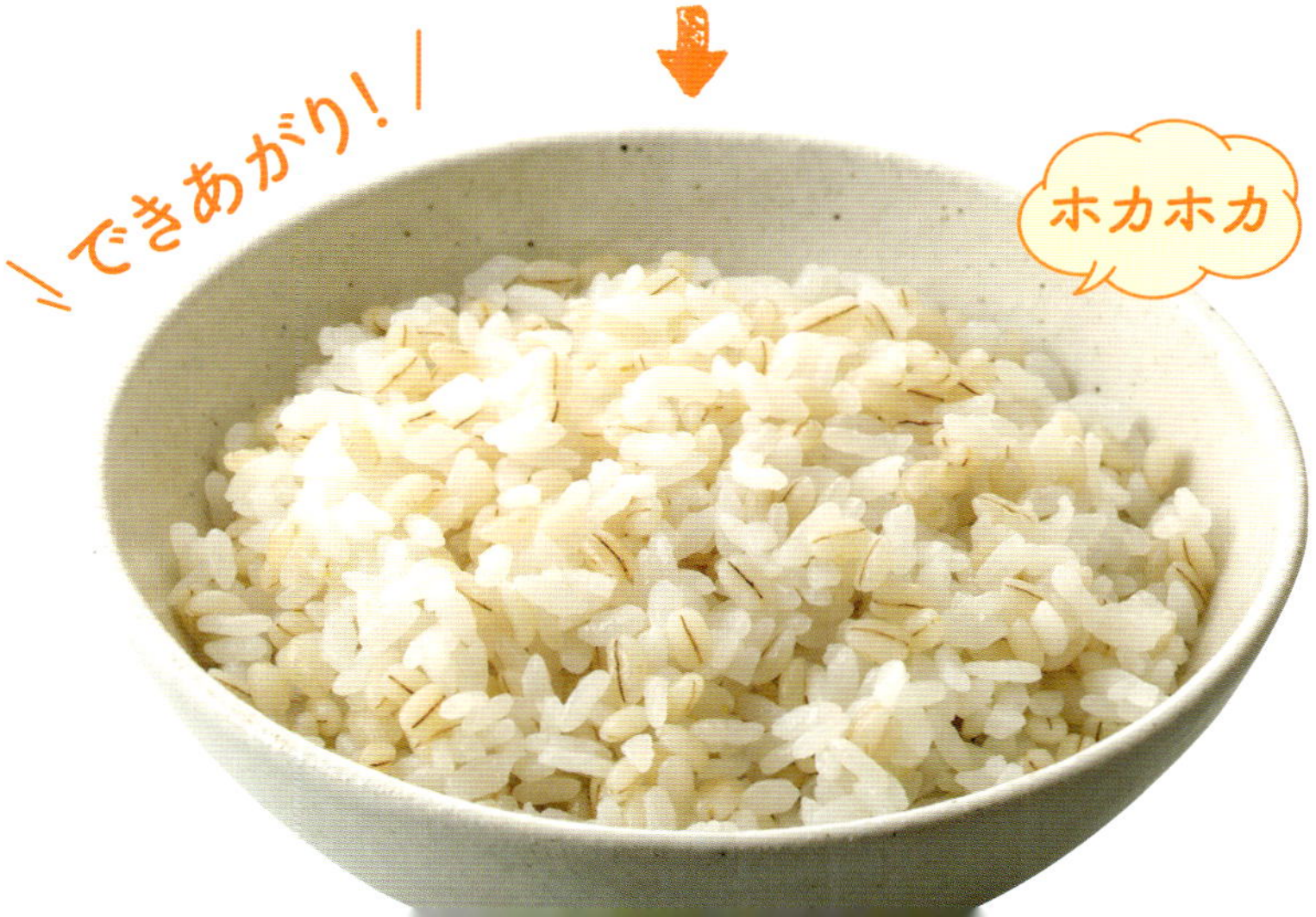

最強の一菜 小鉢

主な効能

- ◎不足しがちな栄養素を小鉢で追加
- ◎彩りのいい旬の野菜が食欲をそそる
- ◎夏は酢の物、冬は煮物で季節感も

野菜の健康効果とうま味を存分に引き出す調理法でいただく

食物繊維をそのまま サラダ

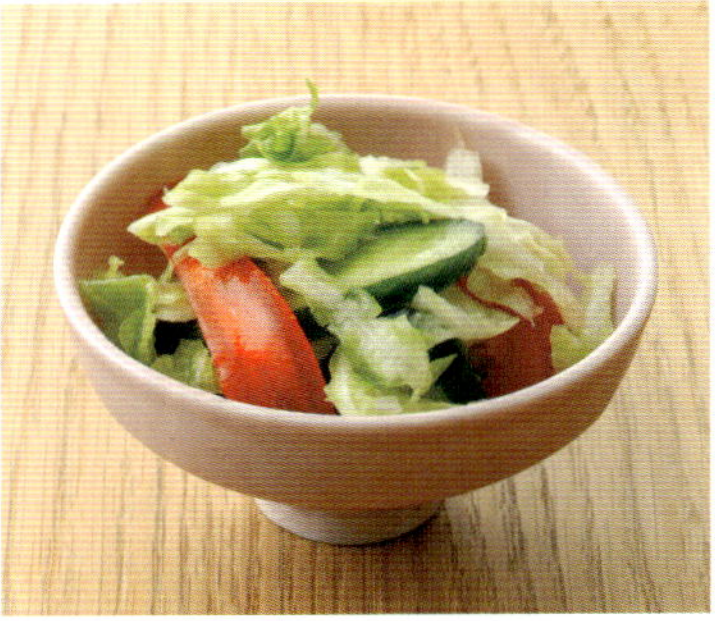

水溶性のビタミンC、ビタミンB群や、キャベツ、大根が含む水溶性食物繊維は、加熱すると溶け出す性質も。生のサラダなら効率よく栄養を摂取できます。

乳酸菌でおいしく 漬け物

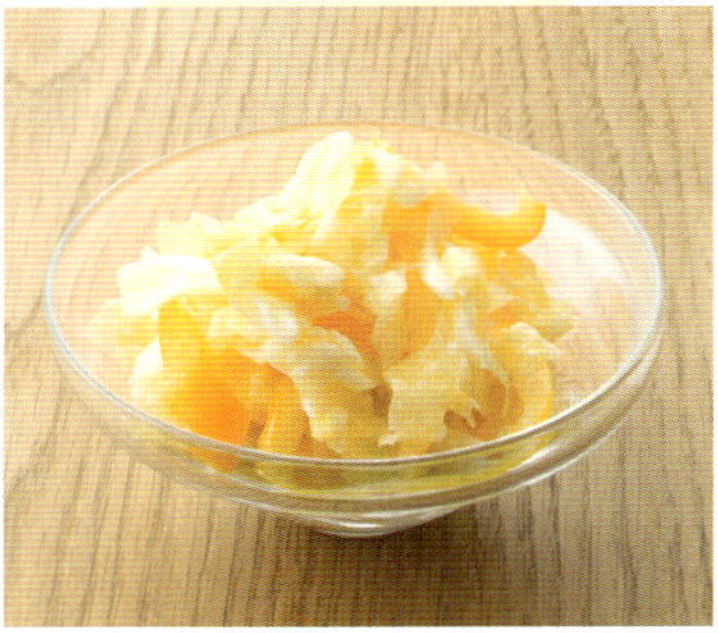

旬の食材を使った漬け物で、日々の食卓に季節感をプラス。しかも、発酵することで食材そのものの効果もアップしています。乳酸菌も腸の働きをサポート。

野菜がたっぷりとれる
お浸し

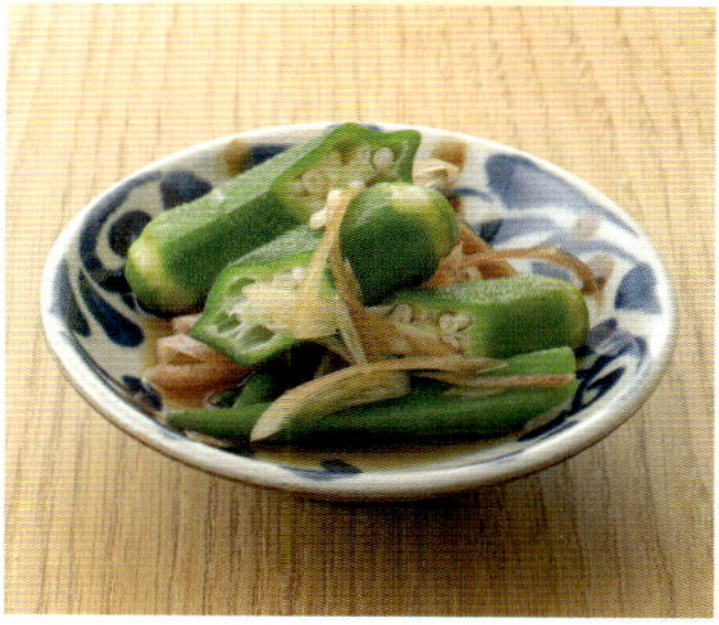

ゆでることでカサが減るので、野菜をたくさん食べることができます。レンジで温めて、しょうゆを回しかけるだけでも作れるので、時間のないときにうってつけ。

お酢の力を借りる
酢の物

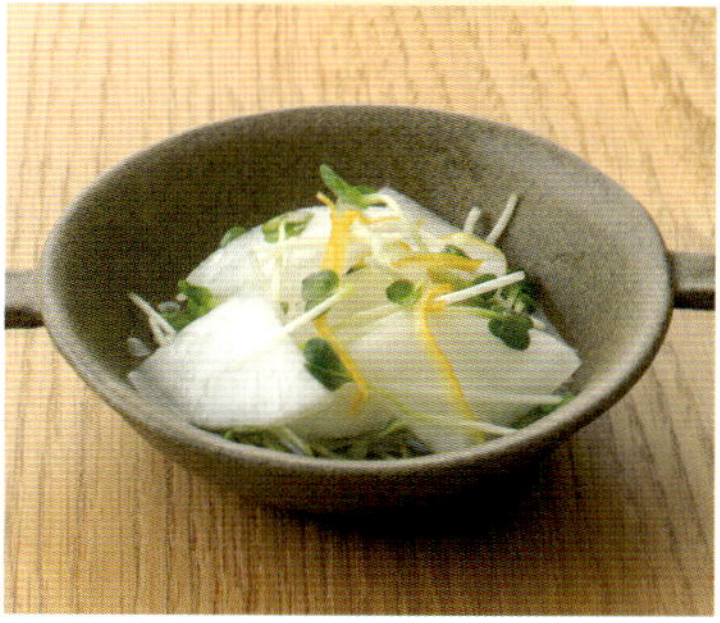

主に穀物や果実で作られている酢は、疲労回復、食欲増進に役立ち、食後の血糖値上昇をゆるやかにする効果も。りんご酢のリンゴポリフェノールには高い抗酸化作用が。

ほっこり胃腸にやさしい
煮物

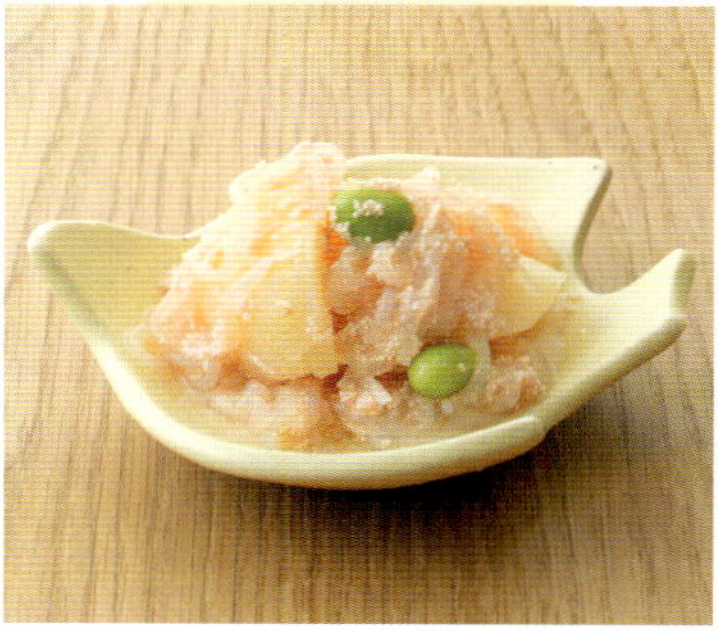

温かい煮物は体を芯から癒してくれます。風邪を引くなどして胃袋が弱っているときは、繊維の多い食材は、繊維を断つように切ったり、すりおろすのがベター。

健康食材をまぜまぜ
和え物

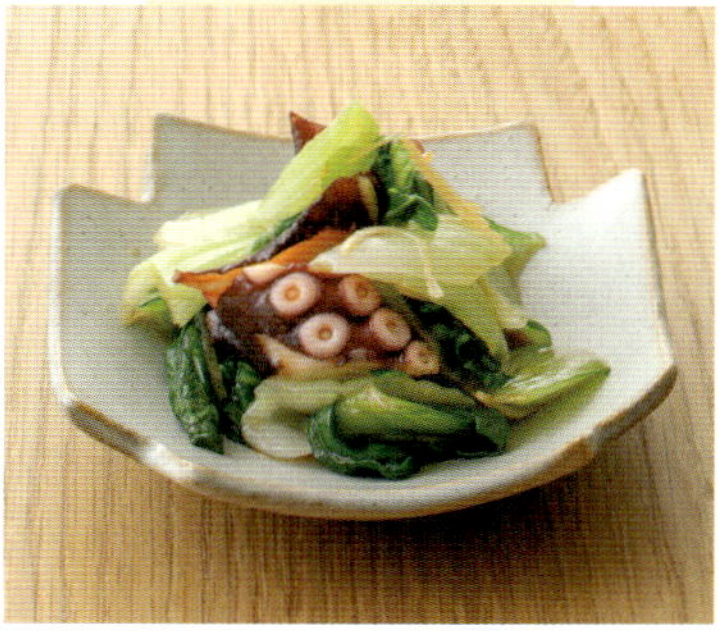

下処理した食材に調味料をまぜ合わせるだけ。ごま和えなら、ごまのミネラルやカルシウム、鉄分を、みそやしょうゆなら、大豆の効能を同時に得ることができます。

忙しいあなたの味方！

みそ玉

お湯で溶かすだけで、おいしいみそ汁ができる便利なみそ玉。
乾燥わかめなどをプラスすると、具入りでも楽しめます。

1 みそとだしを用意

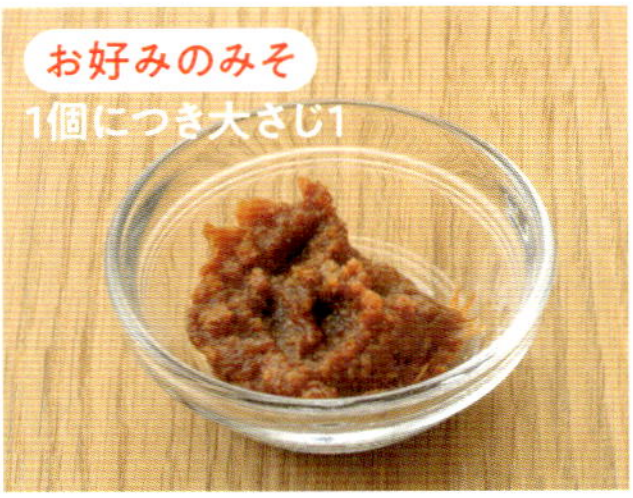
お好みのみそ
1個につき大さじ1

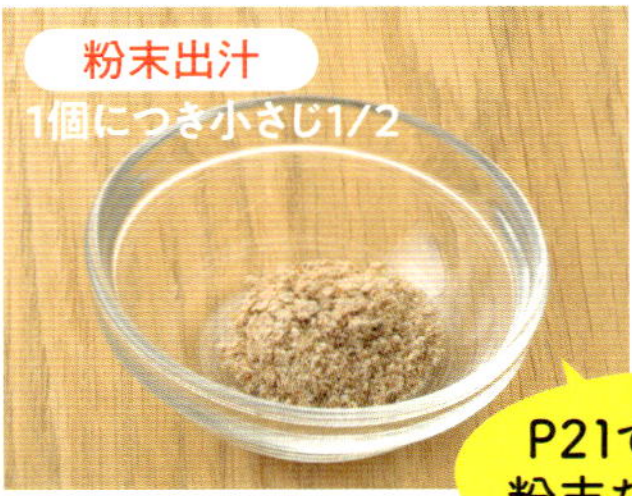
粉末出汁
1個につき小さじ1/2

P21で紹介した粉末だしが便利！

2 みそとだしをよく混ぜる

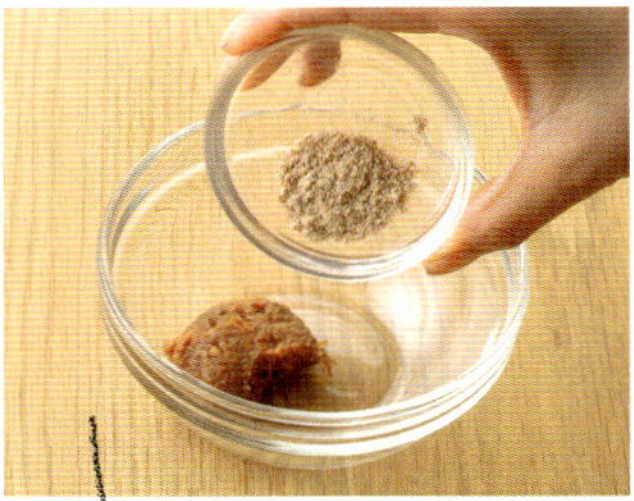

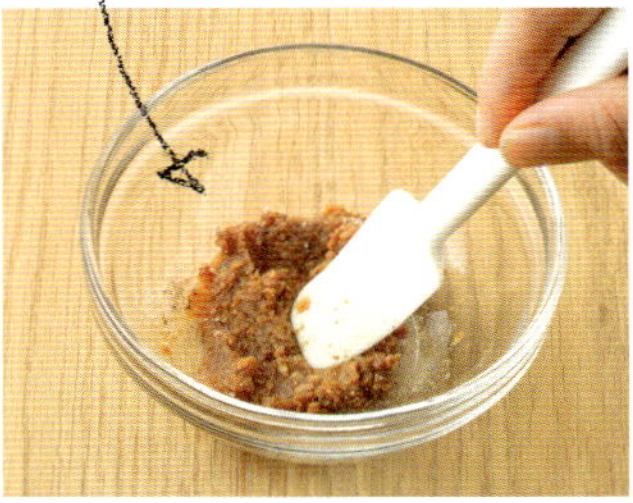

3 ラップで包みゴムで留める

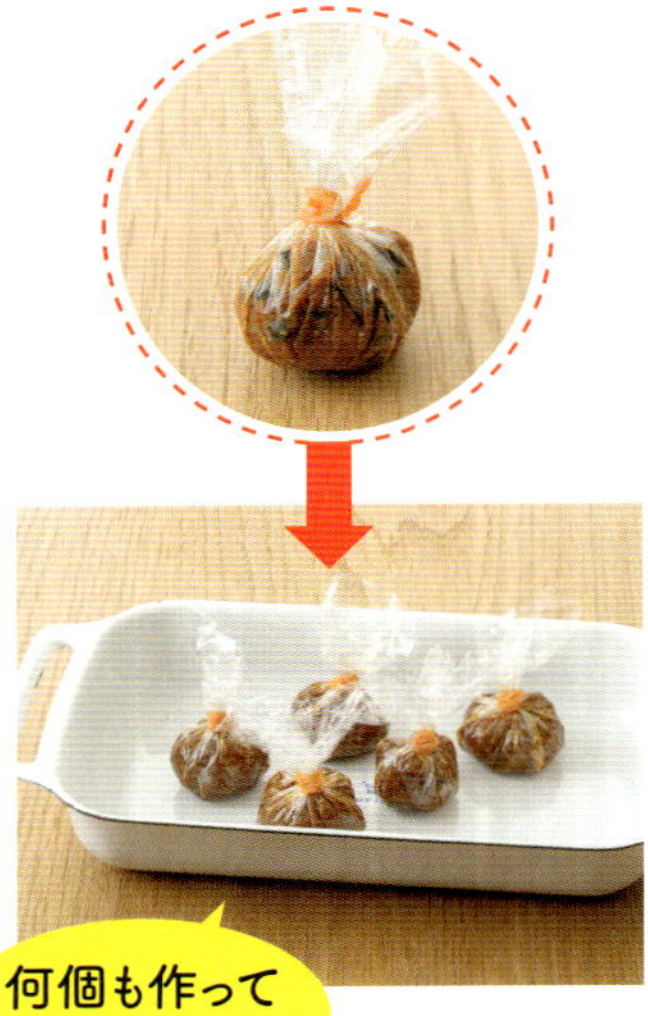

何個も作って冷蔵庫へ！

飲むときは
お湯をそそぐだけ！

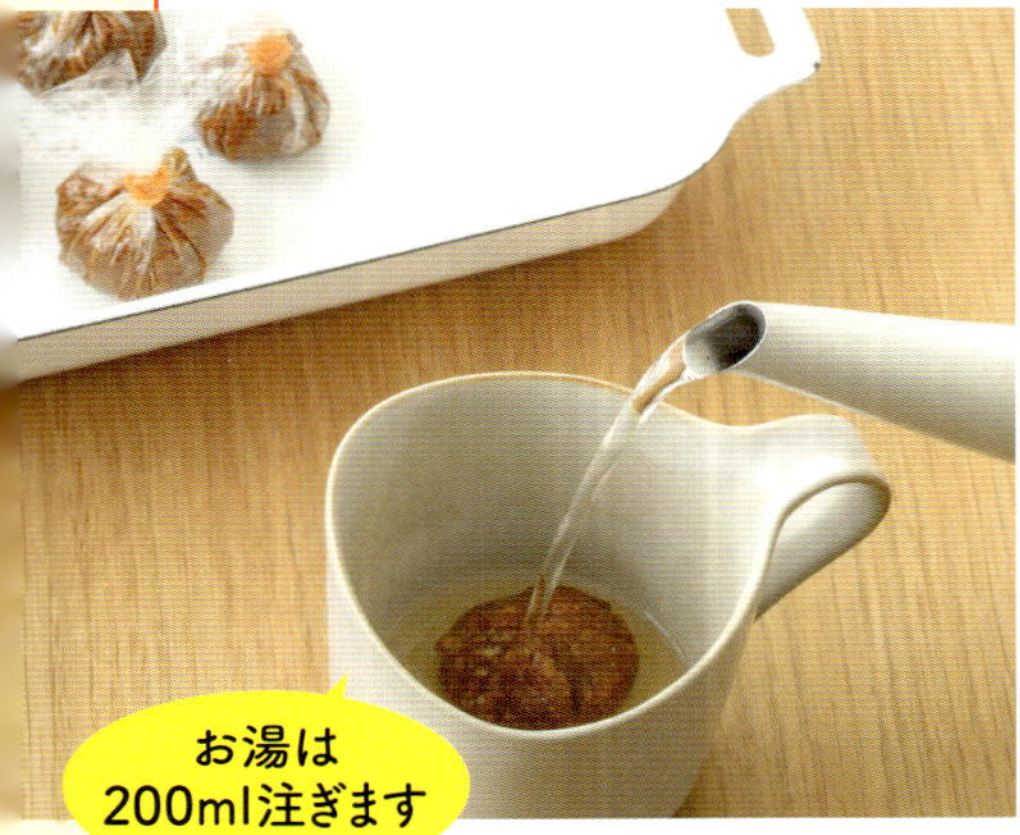

お湯は
200ml注ぎます

第2章

がん・病気をよせつけない！

小林式「一汁一菜」すごい健康効果とは？

一汁一菜を習慣化すると、体にどんな変化が起こるのでしょうか？
そしてそのメカニズムは？　具体例をあげながらわかりやすく解説！

自律神経を整えることこそ長生きへの近道

体調不良を感じて病院に行ったものの、はっきりとした原因がつかめず「ストレスのせい」と言われたことはありませんか。

近年、研究が進むにつれ、これまで解明されていなかったさまざまな症状が、**自律神経のバランスが崩れているときに起こる**とわかってきました。

手足を動かしたり、温度や匂いを察知したりする体性神経とは違い、自律神経は、心臓や肺、胃腸などの臓器を働かせ、血管の収縮を管理するなど、人間が自分の意志でコントロールできない部分を一手に担っています。

つまり、**「無意識」の生命活動を支える非常に重要な神経**なのです。

自律神経は交感神経と副交感神経に分けられ、正常な状態だと、この2つが互いにバランスをとり合いながら機能しています。

前述した「自律神経のバランスが崩れている」とは、まさにこの交感神経と副交感神経のバランスが崩れている状態。そしてこれが、**頭痛や不眠をはじめ、さまざまな症状を引き起こす原因**となっているのです。

では、自律神経を整えるには、どんなことに注意したらいいのでしょうか。

自律神経と深い関わりを持っているのが、独自の神経ネットワークを備え、「考える器官」「第二の脳」と呼ばれる腸。

自律神経のバランスが崩れると腸も不調になりますが、逆に、食事に気を付けるなどして**腸内環境を整えると、おのずと自律神経のバランスもよくなります**。

腸の蠕動《ぜんどう》運動を支配しているのは、何を隠そう副交感神経。副交感神経の働きを高め、腸内環境を整えることが、日々の英気を養うことにつながります。

また、**自律神経の原料はタンパク質**なので、肉や魚に含まれる**動物性タンパク質を積極的にとるといい**でしょう。ただし、脂肪が増えすぎると血液がドロドロになるので、**抗酸化成分を含んだ野菜や果物を合わせると効果的**です。

自律神経のバランスは食事で「8割」整う

交感神経と副交感神経がともに高いレベルで活動し、なおかつバランスよく保たれている状態。これが、本書が目指している理想的な自律神経の状態です。

交感神経は活動時に、一方の副交感神経は休息時に活発化します。

現代は、交感神経優位のストレス社会。そうでなくても**加齢によって副交感神経の働きが下がってしまう**ので、これをどのようにして上げていくかに鍵があります。

手っ取り早い方法としては、食事のとり方に意識を向けるといいでしょう。

私たちの体は、**食事をすることで交感神経が優位になり、食後、消化器官が動くことで、副交感神経優位に転換される**仕組みになっています。

1日3回の食事を習慣にすることができれば、交感神経と副交感神経の転換がスムーズになり、その機能も安定してくるはず。

規則正しい生活は、体内時計を管理している時計遺伝子に働きかけることにもなるので、その方面からも自律神経を整えることができます。

ちなみに、朝は副交感神経が上がりにくくなっているので、**朝食をとることは、腸を刺激し、副交感神経を上げる絶好のチャンス**。

夜は、食べてから寝るまでの時間が短いと、交感神経が優位なままになってしまい、副交感神経との転換がうまくいきません。食後の3時間は、腸がゆっくり動けるように**「腸のゴールデンタイム」**にあててください。

早食いは禁物。きちんと味わいながら、時間をかけて食べることが大事です。**噛めば噛むほど表情筋がゆるみ、副交感神経が活性化される**ので、食材は食感のいいものを選び、**ゴロゴロと大きめに切るのがおすすめ**です。

暴飲暴食もいけません。腹七分を心がけるようにしましょう。

現代人は運動不足になりがちなので、**毎食お腹いっぱいになるまで食べると、食べ過ぎ**になってしまいます。そういう意味でも、一汁一菜は「最強の食事」です。

がん・病気をよせつけない秘訣は「発酵」にあり

私たちの腸内には、約1・5キログラムの腸内細菌が生息しています。

その内訳は、腸の働きを活性化し、消化吸収を助けたり、免疫機能を高めたりする善玉菌が2割。毒素を発生し、病原菌を増殖させたり、腸の炎症を引き起こしたり、発がん物質を作り出したりする悪玉菌が1割。

残りの7割は、腸の状態によって善か悪か、どちらにも転んでしまう日和《ひより》見《み》菌《きん》。

いかにこの**日和見菌を味方につけ**、**善玉菌を増やし**、**悪玉菌を減らす**か。それが腸内環境をよくする、ひいてはがんや病気を撃退する秘訣となります。

日和見菌が悪玉菌に転じる原因としては、**不規則な食生活**、**暴飲暴食**、**睡眠不足**、**ストレス**、**喫煙**などが挙げられます。

悪玉菌が増えると腸内環境は悪くなり、便秘や下痢といった体の不調が表面化。腐敗した便が毒素を生み、それが血液を通じて全身に回ってしまいます。

増えてしまった悪玉菌を減らし、日和見菌を善玉菌に変えるには、発酵食品をとるのがおすすめ。みそ、納豆のように微生物や酵素を利用して作られたものをはじめ、キムチや漬け物、チーズにも乳酸菌がたっぷり含まれています。

もちろん、ヨーグルトも効果的。朝食にこれを1つ加えるだけで、乳酸菌、ビフィズス菌といった善玉菌を効率よく摂取することができます。

国立がん研究センターが、中高年の女性を対象に行った調査によると、**普段からみそ汁を飲んでいる人は乳がんの発症率が低い**ということがわかりました。

閉経後の女性に関しては、**みそに含まれる大豆イソフラボンが、乳がんになりにくくしてくれる**という調査結果も。大豆イソフラボンは、大豆に含まれるポリフェノールの一種で、**骨粗しょう症の予防や更年期障害の緩和**にも役立ちます。

発酵食品を食べて腸内環境を整え、きれいな血液を作って全身に行き渡らせる。それが、がんや病気をよせつけない体を作るための第一歩です。

自律神経と腸内環境が一気に整う食事法とは？

自律神経のバランスをよくする1日3回の食事は、腸内環境を整えるためにも、もっともよい食事法と言えます。

その理由は、食事をすることで**腸に与える刺激は、1日3回がベスト**だから。

もしダイエット中だったとしても、1日1回しか刺激を与えられないというのは少なすぎますし、逆に、朝から晩まで休みなく食べ続けていると、それはそれで刺激が強すぎて、腸は疲れてしまいます。

適度な刺激と休息を与えるためにも、1日3回がベスト。そして、毎食満腹になるまで食べているとカロリー過多になってしまうので、少なくとも**1食は一汁一菜にして、腹七分にすることが肝心**です。

ちなみに、**腸内環境を整えるための一番の鍵は朝食**です。

実際、これまでの例を見ると、頑固な便秘に長年悩まされてきた人でも、1日3回の食事、とくに朝食をしっかりとるようにしたら、**みるみるうちに便秘が解消され、腸内環境もすっかりよくなった**りします。

すでに別項で触れましたが、朝食は副交感神経を活性化してくれます。

やはり、自律神経と腸は深く関わり合いながら機能していて、自律神経をよくするものは、腸もよくしてくれるのです。

食事の前にコップ1杯の水を飲むこともおすすめです。これは、胃結腸反射を起こすのが目的。胃結腸反射とは、食べたり飲んだりして胃にものが入ると、その重みが刺激となり、腸の蠕動《ぜんどう》運動が誘発されるという反応です。

胃腸が動いている状態というのは、言い換えれば、食べものを受け入れる準備が万端だということ。**消化吸収の効率が上がれば、腸内環境もおのずとよく**なります。

腸内環境がよくなれば、腸の動きがよりスムーズになるので、副交感神経も上がりやすくなります。このような正のスパイラルを育てていきましょう。

みそが「医者知らず」と言われてきたのはなぜ？

日本に古くからある発酵食品、みそ。

あまりに身近な存在で、**原材料は大豆、麹、塩とシンプルですが、とても栄養価が高く、バランスにも優れた最高の健康食**です。

もともと、主原料の大豆はタンパク質やビタミン、食物繊維など、たくさんの栄養を含む優秀な食材。それが、みそになる過程で発酵し、アミノ酸を作り出すことで、さらに**栄養価の高いスーパーフード**に進化するのです。

みそに含まれる栄養素は、じつに多種多様です。

- **皮膚や粘膜の健康維持を助け、疲労回復を促すビタミンB_1**
- **細胞の発育と正常な働きに不可欠で、「成長ビタミン」の異名を持つビタミンB_2**

- **筋肉や血液が作られるときに働くビタミンB_6**
- **赤血球や神経細胞の合成に関わり、「造血ビタミン」と呼ばれるビタミンB_{12}**
- **遺伝情報を担う核酸の合成を助け、妊娠中の女性には欠かせない葉酸**
- **免疫力をアップしてくれるパントテン酸**
- **血圧を下げ、脳卒中を防ぐカリウム**

ほかにも、**ビタミンE**、**ナイアシン**、**ナトリウム**、**カルシウム**、**マグネシウム**、**鉄**、**亜鉛**、**食物繊維**など、枚挙にいとまがありません。

一方、色や香り、味に影響し、みそをおいしくする**乳酸菌**は、善玉菌の一種。のちに私たちの腸に届き、悪玉菌と戦ってくれます。

人間が呼吸したり、体を動かしたりするときに欠かせないのが、**酵素**。麹に含まれる酵素は、栄養素を分解し、吸収しやすくしてくれます。

また、大豆由来の**イソフラボン**は、乳がんが発生するリスクを下げてくれたり、更年期障害を予防してくれるなど、女性の強い味方です。

このように、**毎日みそ汁を飲めば、あらゆる体の不調が改善**されるのです。

血糖値をゆるやかにする
みそ汁＋麦ごはんの組み合わせ

短期間で痩せる方法として、糖質制限ダイエットがあります。米などの炭水化物を抜き、血糖値を下げることで、余分な糖を抑えるという方法です。

しかし、これを経験した人から、「階段を上ると息切れするようになった」「力が入らない」という声も。じつは、この方法には大きな落とし穴があったのです。

まず、主食を抜くことで食物繊維が不足し、腸内環境が悪化。次に、エネルギー源として必要な分の糖質までカットしてしまったので、筋肉量が減少します。さらに、ブドウ糖が不足し、脳の働きが悪くなるという欠点の多いものでした。

やはり、食べずに痩せるというのは長続きしません。その代替案として本書が提案したいのは、**もち麦をとり入れた「食べて痩せる」**という方法です。

もち麦の食物繊維は白米の約25倍もあり、水溶性のものと不溶性のものがバランスよく含まれています。とくに水溶性食物繊維のβ-グルカンは、ほかの食材と比べて抜きん出て多い。**このβ-グルカンが、腸内での糖質や脂肪の吸収を緩やかにします。**

ベジファーストという言葉をご存知でしょうか。食事の際、まず野菜から手を付けるという食事法で、血糖値を上げにくくするのが狙いです。

その発展系とも言えるのが、**「みそ汁ファースト」。汁にすると野菜はカサが減り、よりたくさん食べられます。**さらに、素材から汁に溶け出した栄養分もまるごと摂取できるのです。具材は何でもよく、加工食品でも構いません。具だくさんにすれば、イタリア料理のアクアパッツァのように、主菜として楽しむことができます。

ちなみに、みそは種類によってさまざまな効果があります。赤みそにはメラノイジンという色素成分が含まれ、高血糖予防に効果があると注目されています。

血糖値を下げるため、すばらしいコンビネーションを見せるもち麦とみそ汁。体に負担のかからない方法だからこそ、結果につながります。「急がば回れ」とはよく言ったもの。**しっかり食べてゆっくり血糖値を下げる**のが、健康への一番の近道です。

もち麦＋野菜の食物繊維で便秘・生活習慣病を撃退！

むくみや肌荒れ、血行不良など、さまざまなトラブルの原因となる便秘。また、糖尿病や動脈硬化、高血圧、脂質異常症といった生活習慣病。いずれも症状を予防・改善するには、腸内環境を整えることが先決です。

そして、そこでもっとも活躍してくれるのはほかでもない、**食物繊維**です。

近年注目されている食物繊維の一種に、β-グルカンがあります。

もち麦のβ-グルカンは、水に溶けると粘り気が出る水溶性食物繊維で、**このネバネバこそが腸を救う特効薬と言えます。**

余分な糖質や脂質をこのネバネバが包み込み、腸内での吸収を遅らせることで、血糖値の上昇を抑制。コレステロールの吸収も抑えてくれるので、あらゆる生活習慣病を予防・改善することができます。

一方、**腸内の善玉菌を増やすべく、そのエサとなるのもβ-グルカンの大事な役割。**その結果、便秘の解消にもつながるのです。

野菜も、食物繊維が豊富で積極的に摂取したい食べもの。

ただし、食材を選ぶ際、1点だけ注意しておきたいことがあります。**食物繊維には水溶性と不溶性があり、便秘の人が水に溶けない不溶性食物繊維をとりすぎると、かえって症状が悪化する場合があるのです。**

水溶性食物繊維を含む野菜は、いも類やキャベツ、大根など。日頃からこれを食べるようにしていれば、やはり血糖値は上がりにくくなります。

サラダにするなら、ドレッシングにオリーブオイルや亜麻仁油《あまにゆ》を混ぜるのもおすすめ。上質な油は便の潤滑油になり、腸内環境をよくしてくれます。ポリフェノールなどの抗酸化物質が悪玉コレステロールを減らし、細胞の老化を防いでくれる効果も。

腸内環境の悪化は万病の元と言っても過言ではありません。食物繊維をたくさんとって、きれいな腸を保つようにしましょう。

納豆・漬け物で心に効くセロトニン、GABAがとれる！

これまで、みそ汁ともち麦のメリットについてお話してきましたが、この最強タッグに彩りを添え、かつパワーアップさせてくれるのが、小鉢のおかずです。

次章では、簡単に作れるレシピも紹介していますので、ぜひ活用してください。とはいえ、忙しい日には、たった一品を作るのも億劫になりますよね。そんなときは、**納豆や漬け物だけでもOK。**大事なのは途中でやめず、続けることなのです。

優れた健康食品として知られる納豆。納豆のジピコリン酸には抗菌作用があり、腸内の悪玉菌を抑制してくれます。ネバネバに含まれるナットウキナーゼは、血液をサラサラにしてくれ、消化吸収を助ける働きも。さらに、大豆そのものに潜むトリプトファンは、**腸内でセロトニンの生成を助けてくれます。**

セロトニンとは、精神を安定させる神経伝達物質で、その約9割が腸で作られています。納豆を食べてセロトニンが増えれば、自律神経のバランスが整い、腸内環境もよくなり、いいことずくめです。

漬け物にも、メンタルにいい成分が含まれています。

発酵段階で増えた植物性乳酸菌は、神経伝達物質のＧＡＢＡを生成。**ＧＡＢＡには脳をリラックスさせる働きがあり、**快眠効果をはじめ、ストレス軽減や免疫力アップの役割もあります。ただし、効き目が持続するのは短時間。快眠効果を狙うなら、夕飯にとり入れるようにしましょう。

ちなみに、**植物性乳酸菌は胃酸や胆汁酸に強く、生きたまま腸に届く**可能性が高いと言われています。腸内環境の改善にも力を発揮してくれるはずです。

多品種を組み合わせて作られている発酵食品は、さまざまな食材の利点を一度に得られる優れもの。なかでも納豆と漬け物に至っては、セロトニン、ＧＡＢＡなどの神経伝達物質が、精神状態までよくしてくれます。体や心に優しく、料理の手抜きもできてしまう。これを使わない手はありません。

ゴロゴロ具材で咀嚼力《そしゃくりょく》アップ！満足できて体にもいい

みそ汁の具材は、ゴロゴロと大きめにカットするのがおすすめ。なぜなら、よく噛んで、時間をかけて食べるように習慣づけるためです。

細かく刻んであると確かに食べやすいのですが、きちんと噛まないうちに飲み込んでしまいがち。早食いを防ぐというのもありますが、他にも、よく噛んで食べることで得られるメリットは少なくありません。

例えば、自律神経に及ぼす影響です。

食事中は交感神経が優位になっていますが、**よく噛んで食べると表情筋が緩み、副交感神経の働きが上昇。**それによってその支配下にある腸も動き、消化がスムーズに行われれば、全身に質のいい血液が循環し、代謝もぐんとアップします。

代謝がアップすることで、余分な体脂肪が蓄積しにくい体を獲得。つまり、**よく噛んで食べることは、メタボの予防にもなる**のです。

噛むことで分泌される唾液の中には、消化酵素や免疫物質、若返りホルモンと呼ばれるバロチンが含まれています。メタボを回避し、さらに若返ることができたら、毎日がより楽しいものになるでしょう。

逆に、早食いはデメリットだらけです。急いで食べると満腹中枢を刺激する前に食べ過ぎてしまい、肥満につながります。

また、交感神経が過剰に興奮し、副交感神経が低下したままだと、腸の蠕動《ぜんどう》運動がうまく始まらず、消化吸収が充分にできなくなってしまいます。余ったエネルギーは体脂肪となるので、早食いの人はメタボになりやすいのです。

食後に眠くなるのも、じつは早食いのせい。慌ただしく食べることで一気に高まった交感神経が、食後、副交感神経優位に急転換し、それで頭がぼーっとするのです。

食事の際は、よく噛んでじっくり味わいつつ、ゆっくり時間をかけて食べるのが大事。忙しいときほどしっかり時間をとって、満足感のあるひとときを過ごしましょう。

発酵食品には抗酸化力や美肌成分もたっぷり

みそや納豆、漬け物など、日本人が昔から食べ続けてきた発酵食品は、食材を長期保存する目的で、微生物の働きによって発酵させています。

食材の中には、自身を腐敗から守るため、抗酸化物質をもともと持っているものもたくさんあります。そして、発酵することで味わいや風味が一気に高まり、さらにその効果もぐんとアップするのです。

つまり、**発酵食品を食べるということは、食材が持つプラスの作用を体にとり込むということ**になります。

抗酸化物質を持つ食材として、代表的なものに**大豆**があります。

大豆といえば、**大豆イソフラボン**が有名。美肌効果があり化粧品にも使われていますが、もともとはポリフェノールの一種で、高い抗酸化作用が認められています。

大豆の抗酸化物質は、これだけではありません。苦味や渋味の素となる**大豆サポニン**は、水に入れて混ぜると泡立つ性質があり、大豆をゆでたときに出る泡や灰汁《あく》に含まれています。また、**ビタミンB群、ビタミンEも豊富です。**

植物の種は、環境の変化に耐えながら発芽の時期を待たなくてはなりません。だから、その間に腐敗してしまわないように、抗酸化物質を備えているのです。

そんな優等生のような大豆を主原料とするみそですが、**赤みそに含まれたメラノイジン**もまた、発酵・熟成の過程でアミノ酸や糖類が反応してできた抗酸化物質。目には見えませんが、たった1杯のみそ汁の中に抗酸化物質が山盛りなのです。

旬のうま味を閉じ込めた漬け物は、使われる野菜の種類によって効果もさまざま。**パプリカやブロッコリーのビタミンC、にんじんなどの緑黄色野菜に含まれるβ-カロテンは抗酸化作用があり**、発酵するとその力が増します。

ほかにもキムチ、チーズなど、発酵食品にはさまざまなものがあり、毎日食べても飽きません。積極的に摂取して、内側から若々しくなりましょう。

この「一汁一菜」を続けるだけで、疲れ知らずの体になる！

どんなに体にいいとわかっていても、手間がかかるとめんどうになり、長続きしないですよね。本書が提案する「最強の一汁一菜」は、**「ストレスフリー」**が前提。**手抜き料理で構わないので、まずは1日3回の食事を優先してください。**

時間がなければ、コンビニで買ってきたものでも大丈夫。とりあえず決まった時間に食事をとるようにすれば、時計遺伝子が正しく働き始め、自律神経のバランスが整い、ひいては腸内環境も改善されます。

食事は「楽しくおいしく」を心がけて。**「栄養を考えて○○○を食べなくちゃいけない」「○○○は食べてはいけない」というルールは、考え過ぎても逆効果です。**

間食も問題ありません。むしろおやつを食べることが、日中もほどよく腸を動かすきっかけになり、副交感神経を高めておくことにもなるのです。

ビタミン、食物繊維を含んだナッツやチョコレート、良質なタンパク質が入った卵メニューや乳製品なら、なお効果的でしょう。

また、「楽しくおいしく」という点では、何かほかのことをしながら食べる「ながら食い」はおすすめしません。**できるだけ食べることに集中し、見た目や匂い、味、食感をじっくり味わうことが大事。**違うことを考えてしまうと、胃液の分泌や腸の蠕《ぜん》動《どう》運動が弱まり、消化不良になってしまいます。

仕事が忙しいと、昼休みになってもパソコンの前から離れられず、作業しながら済ませてしまうなんてこともありますが、これだと自律神経のバランスは整いません。しかも早食いになりやすいので、食後に眠気が起きたり、頭がぼーっとする原因にもなります。思い切り仕事に打ち込むためにも、逆に一度仕事の手を止め、楽しくおいしくランチを満喫したほうが、その後の効率が上がってくるのです。

まずは1つ、できるところから始めましょう。「最強の一汁一菜」を習慣化できれば、疲れ知らずの体を手に入れることができるのです。

レシピの見方

レシピには作り方や材料以外にも、さまざまな情報が記載されています。いま自分が気になっているポイントから選ぶのもおすすめ。

食物繊維

1食に含まれる不溶性食物繊維と水溶性食物繊維の総量です。

カロリー

摂取するエネルギー量。汁は全部飲みきるとして計算しています。

効能

そのレシピを食べることで得られると考えられる代表的な効能です。

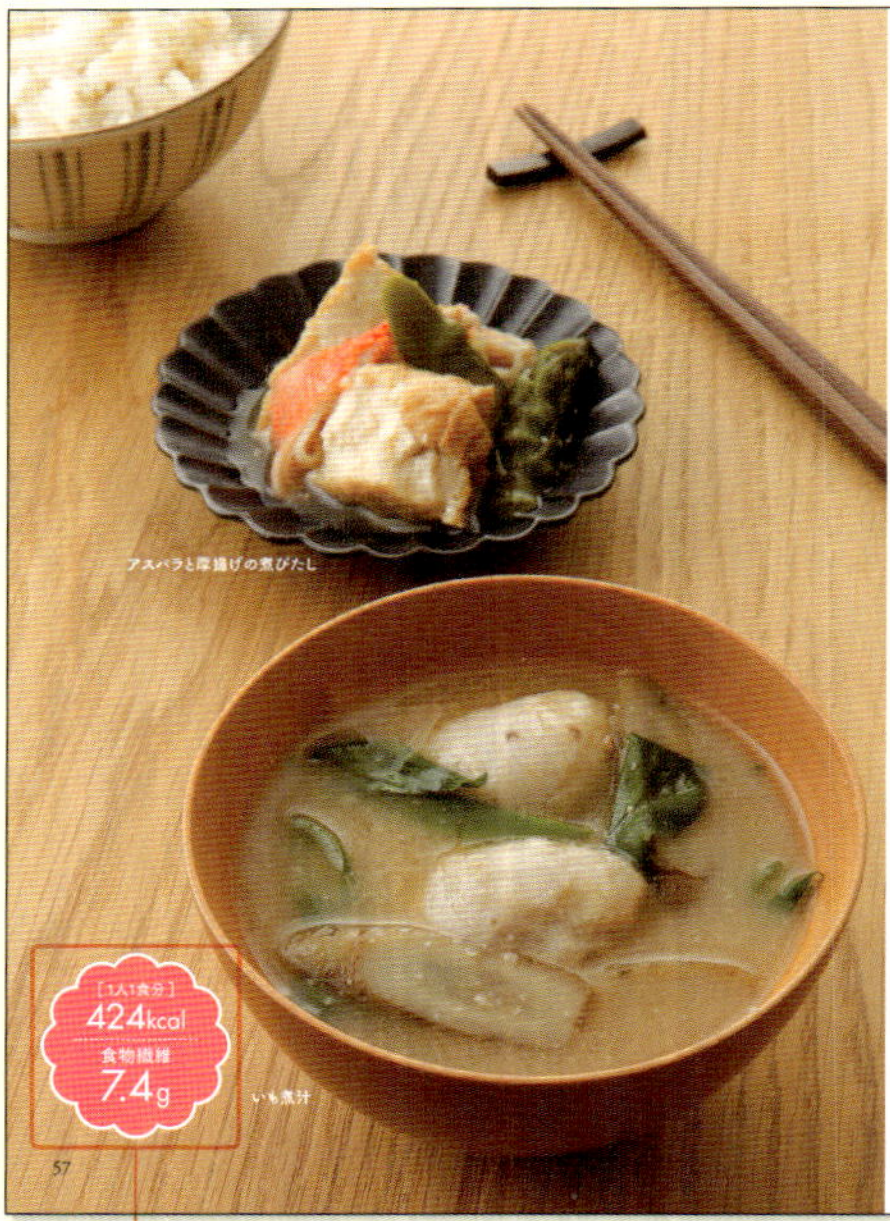

ゴボウの食物繊維と里芋のぬめりで健康促進！

いも煮汁

高血圧予防
便秘解消

[1人分] 85kcal 食物繊維 3.7g

材料(2人分)

里いも …… 小4個(100g)
青ねぎ(九条ねぎ) …… 2本
ごぼう …… 30g
だし汁 …… 400ml
みそ …… 大さじ2

作り方

1 里いもは洗って皮つきのまま水（大さじ1・分量外）をふり、耐熱容器に入れ、ラップをして600Wの電子レンジで3分加熱し、皮をむく。ねぎは斜め切り、ごぼうは斜め薄切りにする。
2 鍋に1とだし汁を入れ、ふたをして中火で4～5分ほど煮る。
3 みそを溶き入れ、火を止める。

ひと口メモ　里いもはカリウムが豊富。余分なナトリウムを体外に排泄してくれます。ぬめり成分である食物繊維のガラクタンは、コレステロールを抑えて腸内環境を整える効果も。

低カロリーでビタミン＆ミネラルたっぷり！

アスパラと厚揚げの煮びたし

免疫力アップ
疲労回復

[1人分] 107kcal 食物繊維 0.7g

材料(2人分)

アスパラガス …… 2本(40g)
厚揚げ …… 1/2枚(80g)
かにかま …… 20g
Ⓐ だし汁 …… 150ml
　薄口しょうゆ …… 大さじ1
　みりん …… 大さじ1
Ⓑ 片栗粉 …… 小さじ1/2
　水 …… 大さじ1

作り方

1 アスパラガスは袴をとり、斜め切りにする。厚揚げは熱湯をかけ、油抜きして水気を絞り、手でひと口大にちぎる。
2 鍋にⒶと1を入れ、ふたをして中火で3～4分ほど煮る。
3 Ⓑを混ぜながら加え、とろみをつける。

ひと口メモ　アスパラガスのアスパラギン酸には、新陳代謝を促し、体の疲れをとる働きがあります。穂先には、免疫力を高めるルチンが。しっかり穂先の締まった新鮮なものを選んで。

56

1食分の栄養

該当する献立（みそ汁、もち麦ごはん、小鉢の3種類）を食べたときの総カロリーと、食物繊維の総量です。

ひと口メモ

そのレシピに使われている代表的な食材とその成分に注目。どのように体に作用していくか、解説しています。

- 作るときは、基本的に6号サイズの鍋（720～800ml、1～2人用）で作成していますが、料理によって大きめのサイズ、鋳もの鍋、鉄鍋、耐熱鍋なども使っています。
- 分量の表示は作りやすさを優先しています。そのため、レシピによって個数表記にしているものと、g表記のものがあります。
- 大さじ1=15ml、200ml=1カップです。ただし米を計量するときのカップは、1合＝180mlなので注意。
- 計量がむずかしい場合は、適量や分目などで標記している場合もあります。また、ひとつまみは指3本でつまんだ量、少々は指2本でつまんだ量です。
- この本で紹介している食品の成分は、一般的な目安です。すべての人に同じ効果が出るとは限りません。

第3章

体の不調が消えていく！

最強の一汁一菜2週間献立

何を作ればいいかわからないという人のためのレシピ集。
こちらを見本にして、まずは2週間続けてみてください。
体がきっと変わっていきますよ。

ゴボウの食物繊維と里芋のぬめりで健康促進！

いも煮汁

高血圧予防
便秘解消

［1人分］
85kcal
食物繊維
3.7g

材料(2人分)

里いも
…… 小4個(100g)
青ねぎ(九条ねぎ)
…… 2本
ごぼう …… 30g
だし汁 …… 400ml
みそ …… 大さじ2

作り方

1 里いもは洗って皮つきのまま水（大さじ1・分量外）をふり、耐熱容器に入れ、ラップをして600Wの電子レンジで3分加熱し、皮をむく。ねぎは斜め切り、ごぼうは斜め薄切りにする。
2 鍋に1とだし汁を入れ、ふたをして中火で4～5分ほど煮る。
3 みそを溶き入れ、火を止める。

ひと口メモ
里いもはカリウムが豊富。余分なナトリウムを体外に排泄してくれます。ぬめり成分である食物繊維のガラクタンは、コレステロールを抑えて腸内環境を整える効果も。

低カロリーでビタミン＆ミネラルたっぷり！

アスパラと厚揚げの煮びたし

免疫力アップ
疲労回復

［1人分］
107kcal
食物繊維
0.7g

材料(2人分)

アスパラガス
…… 2本(40g)
厚揚げ …… 1/2枚(80g)
かにかま …… 20g
A だし汁 …… 150ml
A 薄口しょうゆ …… 大さじ1
A みりん …… 大さじ1
B 片栗粉 …… 小さじ1/2
B 水 …… 大さじ1

作り方

1 アスパラガスは袴《はかま》をとり、斜め切りにする。厚揚げは熱湯をかけ、油抜きして水気を絞り、手でひと口大にちぎる。カニカマは手で適当な大きさに割く。
2 鍋にAと1を入れ、ふたをして中火で3～4分ほど煮る。
3 Bを混ぜながら加え、とろみをつける。

ひと口メモ
アスパラガスのアスパラギン酸には、新陳代謝を促し、体の疲れをとる働きがあります。穂先には、免疫力を高めるルチンが。しっかり穂先の締まった新鮮なものを選んで。

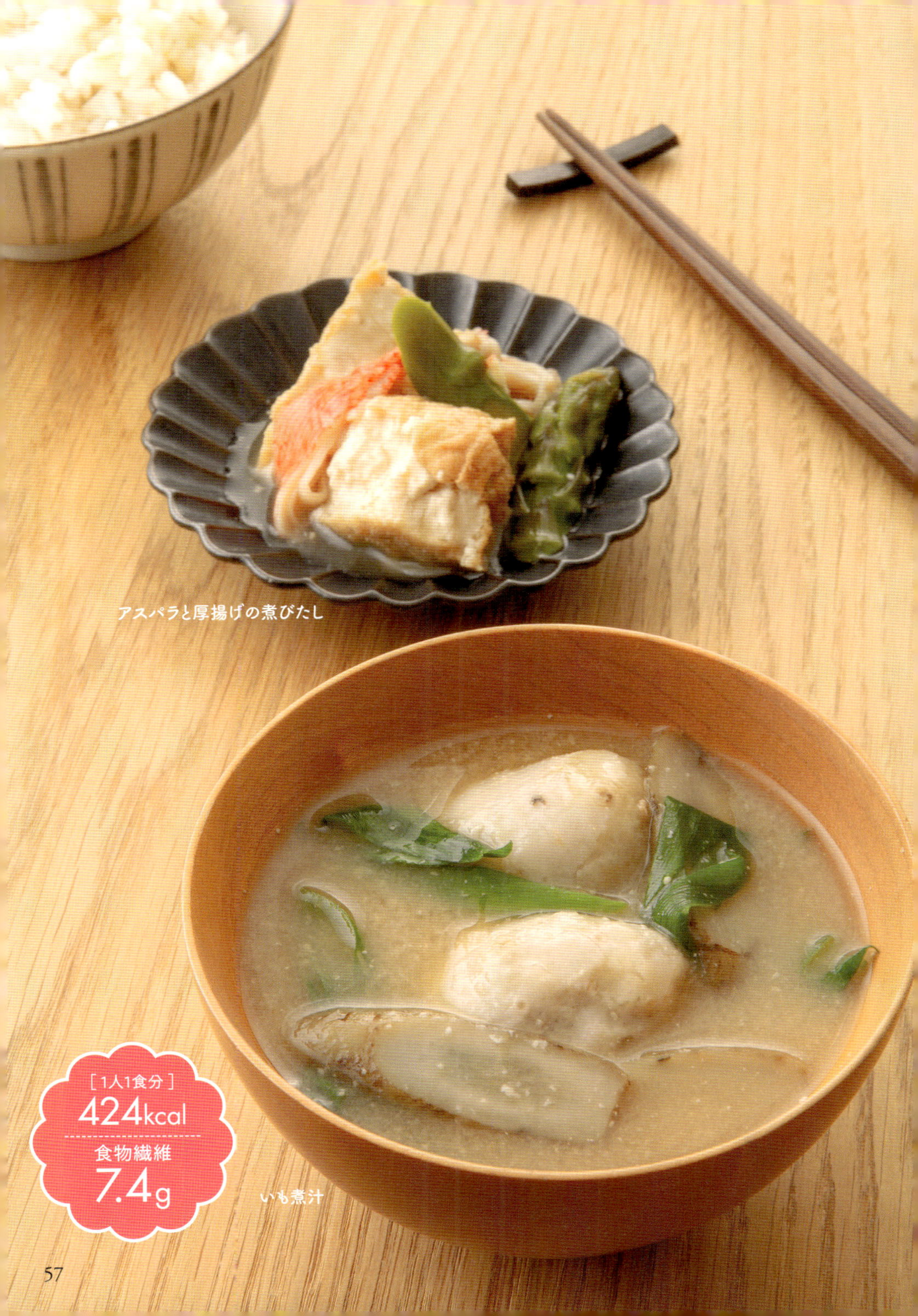

アスパラと厚揚げの煮びたし

いも煮汁

免疫力アップ

たんぱく質と水溶性ビタミン類をこの一杯で！

鶏だんご汁

[1人分]
145kcal
食物繊維
1.7g

材料(2人分)

- 鶏ひき肉 …… 100g
- キャベツ …… 50g
- にんじん …… 20g
- A しょうが(みじん切り) …… 小さじ1
- A 酒 …… 小さじ1
- A 塩 …… ひとつまみ
- だし汁 …… 400ml
- みそ …… 大さじ2

作り方

1 鶏ひき肉Aをボウルに入れ、よく混ぜる。
2 キャベツは手でひと口大にちぎる。にんじんは短冊切りにする。
3 鍋にだし汁を煮立たせる。1をスプーンで少しずつすくい入れ、落としぶたをして中火で5分ほど煮る。
4 2を加えて火が通ったら、みそを溶き入れ、火を止める。

ひと口メモ
鶏ひき肉には、鶏のむね肉やもも肉が使われます。むね肉には、口内炎や神経性胃炎に効くナイアシンが、もも肉には新陳代謝を活発にするビタミン B_2 が豊富です。

アンチエイジング

豊富なミネラルで肌つやキープ！

きゅうりとレモンのもずく酢

[1人分]
18kcal
食物繊維
1.6g

材料(2人分)

- きゅうり …… 1本
- レモン(スライス) …… 2〜3枚
- もずく酢 …… 2パック

作り方

1 きゅうりは麺棒などで叩いてから、ひと口大に切る。
2 レモンのスライスは、いちょう切りにする。
3 ボウルに1と2、もずく酢を加えて和え、5分ほどおいてなじませる。

ひと口メモ
低カロリーのもずくはダイエット中の人にもおすすめ。食物繊維のフコイダンが便通をスムーズにしてくれます。カルシウム、鉄分などのミネラルも多く、美肌効果も。

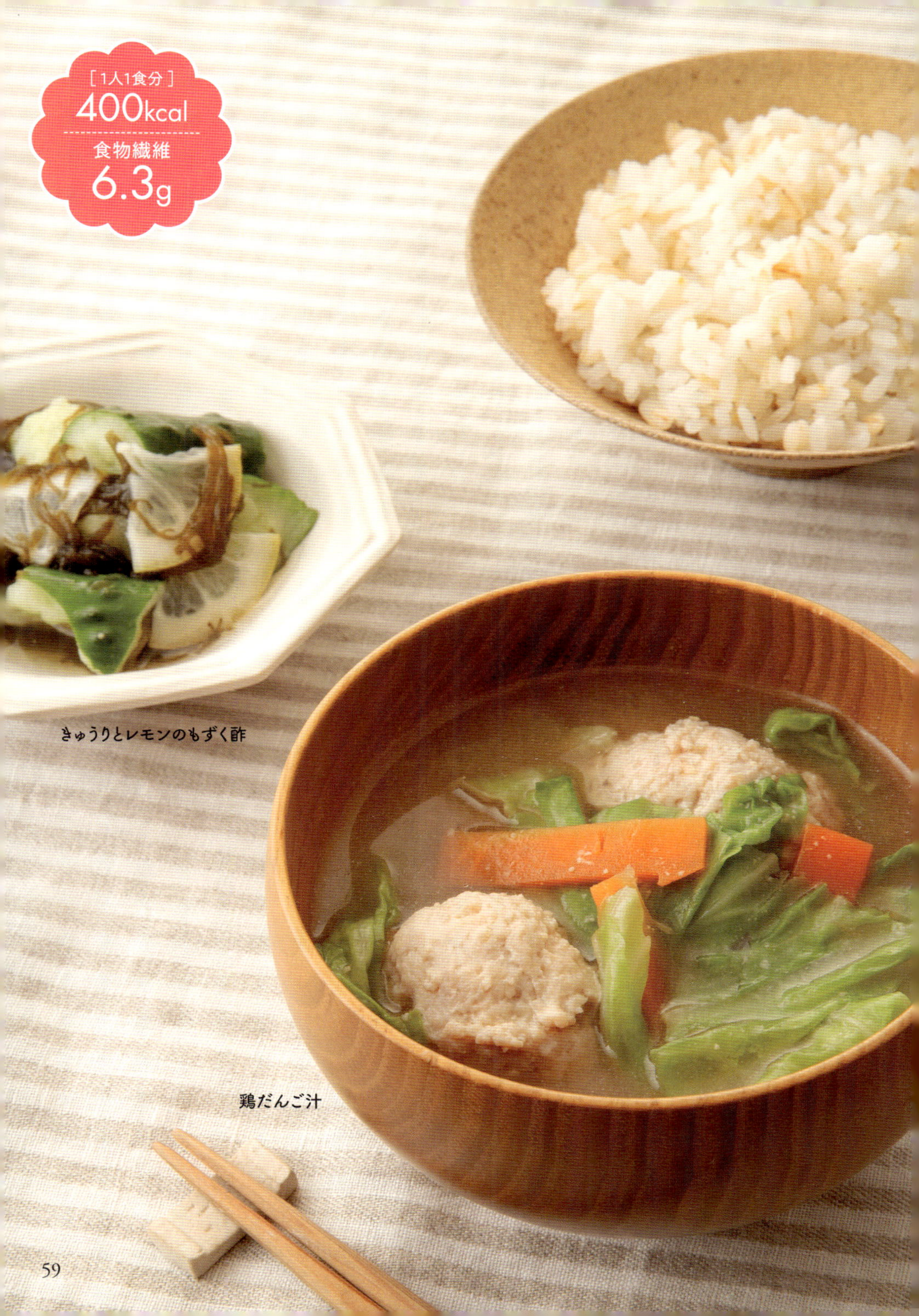

［1人1食分］
400kcal
食物繊維
6.3g

きゅうりとレモンのもずく酢

鶏だんご汁

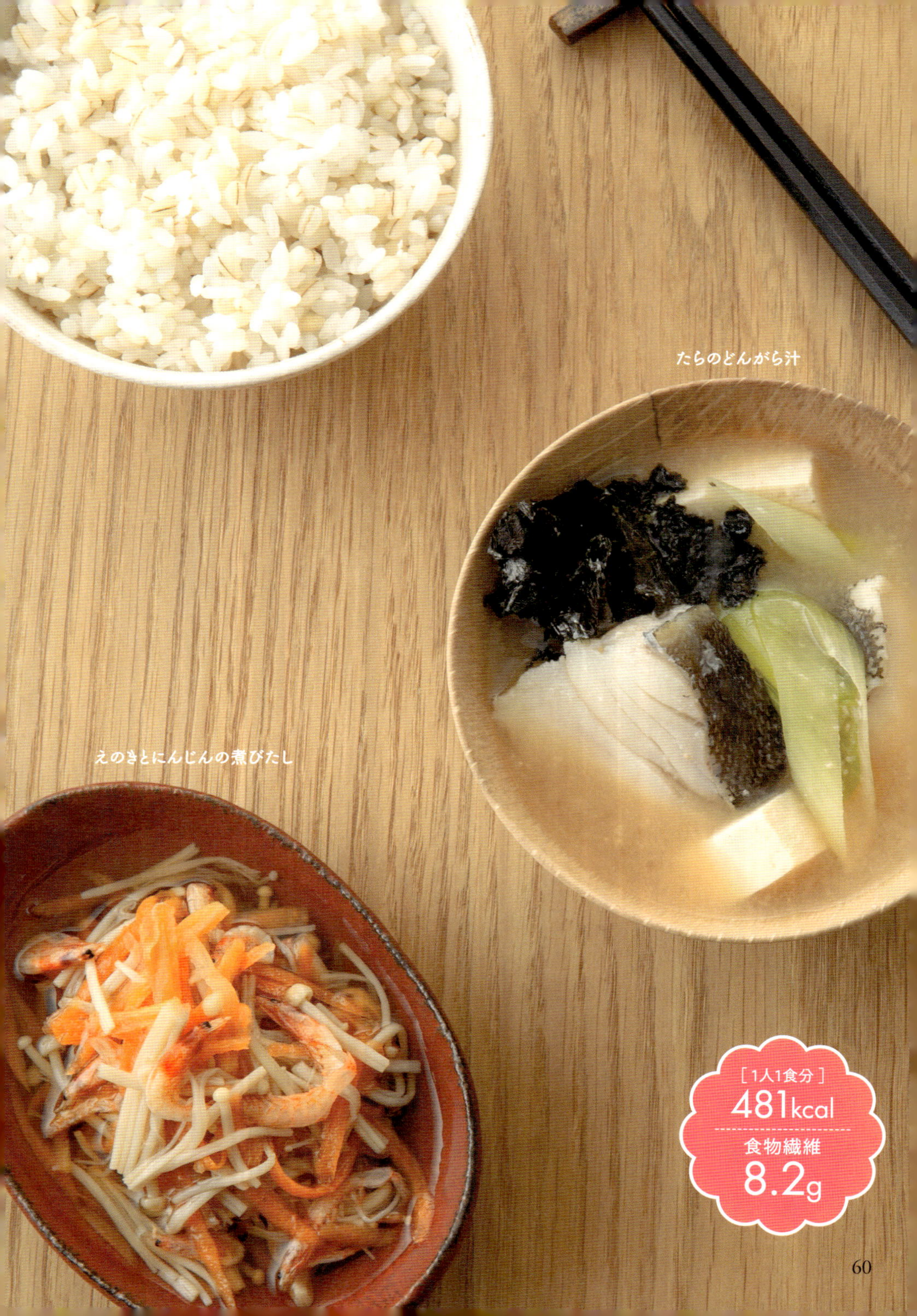
たらのどんがら汁
えのきとにんじんの煮びたし
［1人1食分］
481kcal
食物繊維
8.2g

低脂肪・高たんぱくで体に優しい一杯！

たらのどんがら汁

ダイエット効果
腸内環境改善

［1人分］
151kcal
食物繊維
1.8g

材料（2人分）

たら（切り身）
……2切れ（160g）
長ねぎ……1/4本（30g）
木綿豆腐……1/3丁
酒……大さじ1
だし汁……400ml
みそ……大さじ2
のり（乾燥）
……全型1/2枚

作り方

1 たらは3等分に切り、酒をふっておく。長ねぎは斜め切りにする。木綿豆腐は手でひと口大にちぎる。
2 鍋でだし汁を煮立たせて 1 を入れ、中火で3分ほど煮る。
3 みそを溶き入れて火を止める。
4 器に盛り、のりをちぎってのせる。

ひと口メモ
たらは、高タンパク・低脂肪でダイエット向き。ビタミン類も豊富です。ビタミンDは骨粗しょう症を予防し、ビタミンB_{12}は血液を作り出して貧血を予防してくれます。

カリウムと食物繊維で体キレイ！

えのきとにんじんの煮びたし

がん予防
免疫力アップ

［1人分］
98kcal
食物繊維
3.4g

材料（2人分）

えのき……1パック
にんじん
……1/2本（100g）
Ⓐ
だし汁……300ml
みりん……大さじ2
薄口しょうゆ
……大さじ3
桜エビ……大さじ2

作り方

1 えのきは石突《いしづ》きをとり、3等分に切る。にんじんは千切りにする。
2 鍋でⒶを煮立たせ、1 を加えて中火で1～2分ほど煮る。
3 器に入れ、冷蔵庫などで冷ます。

ひと口メモ
桜エビが赤いのは、天然色素のアスタキサンチンが要因。これは、抗酸化作用があるカロテノイドの一種で、がん細胞の増殖を抑えたり、老化を緩やかにしてくれます。

乳酸菌で腸の働きとコレステロール値を整える！

豚キムチ汁

免疫力アップ
ダイエット効果

［1人分］
177kcal
食物繊維
1.6g

材料（2人分）

豚こま切れ肉 …… 60g
キムチ …… 40g
たまねぎ …… 1/4個（50g）
だし汁 …… 400ml
みそ …… 大さじ2
ごま油 …… 大さじ1/2

作り方

1 たまねぎはくし切りにする。
2 鍋にごま油を熱し、たまねぎとキムチを炒める。たまねぎが透明になっていたきたらだし汁を入れ、豚肉を加えて中火で2～3分ほど煮る。
3 みそを溶き入れ、火を止める。

ひと口メモ
キムチの材料となる唐辛子には、消化を助け、発汗作用を促すカプサイシンが含まれています。材料を発酵・熟成する過程で増加する乳酸菌には、免疫力を高める役割が。

腸内環境を整え、便秘に効果大！

ヨーグルトコールスローサラダ

便秘解消

［1人分］
86kcal
食物繊維
1.4g

材料（2人分）

キャベツ …… 100g
パプリカ（黄） …… 1/4個
たまねぎ …… 1/8個
Ⓐ
ヨーグルト …… 大さじ2
にんにくおろし …… 小さじ1/4
オリーブ油 …… 大さじ1
塩 …… 小さじ1/2

作り方

1 キャベツは5mm幅の細切りに、パプリカは縦方向に薄切りにする
2 ボウルにⒶを入れてよく混ぜ、1を加えて和える。

ひと口メモ
オリーブオイルの主成分は、消化吸収を促進し、便の滑りをよくするオレイン酸。コレステロールを減らすことで、高血圧や心臓病、動脈硬化の予防にもつながります。

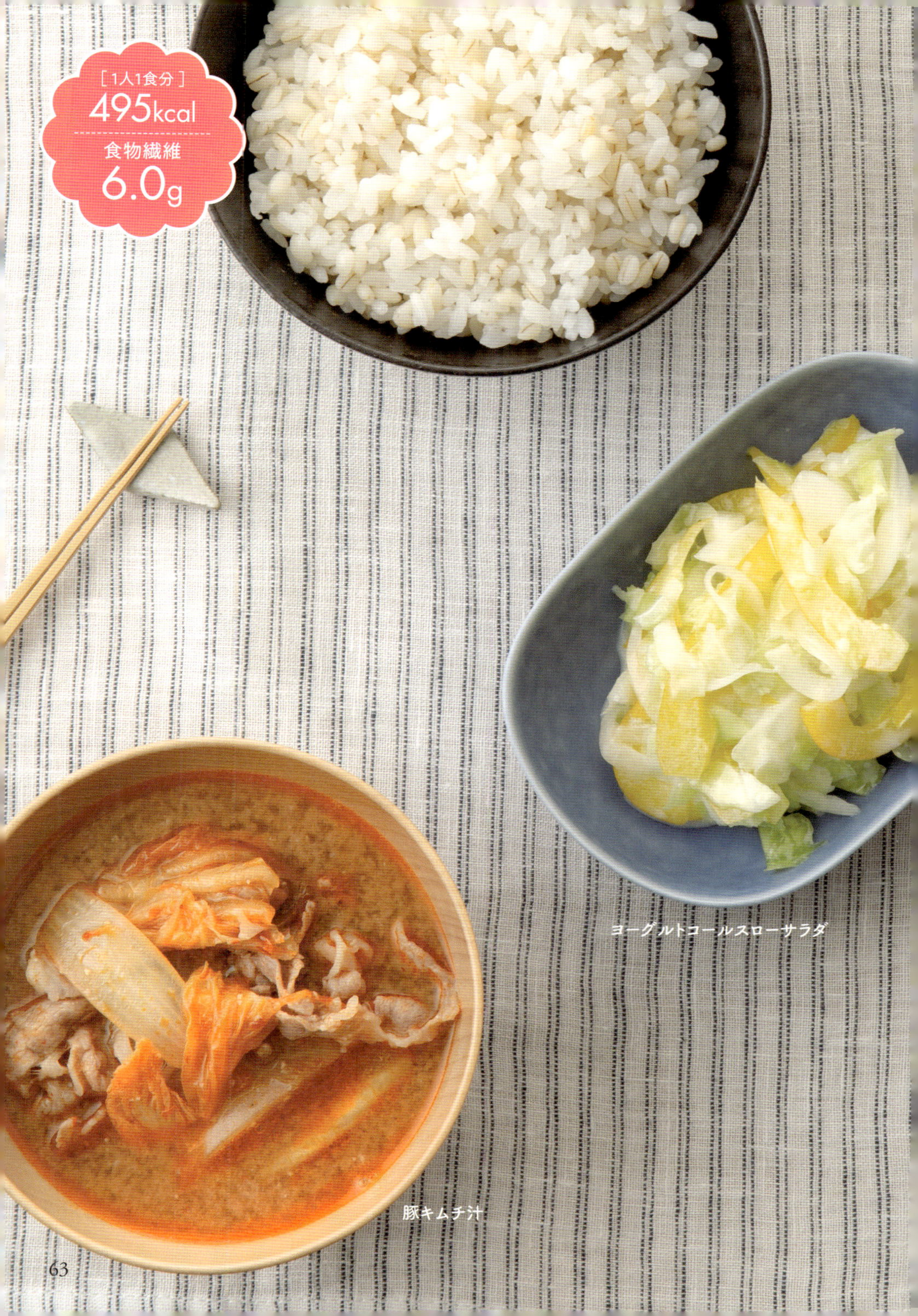

［1人1食分］
495kcal
食物繊維
6.0g

ヨーグルトコールスローサラダ

豚キムチ汁

ミネラル、ビタミン、食物繊維をたっぷりと！

濃厚きのこ汁

便秘解消

がん予防

［1人分］
81kcal
食物繊維
4.0g

材料(2人分)

お好みのきのこ
……150g(今回は
しいたけ、しめじ)
ごま油……大さじ1/2
だし汁……400ml
みそ……大さじ2
万能ねぎ(小口切り)
……適宜

作り方

1 しいたけは5mm幅の薄切りにする。しめじは根を落として小房に分け、かさの大きなところは手で縦に裂く。
2 鍋にごま油を熱し、1を炒める。水分を出すように木べらで鍋のふちに押しつけるようにして炒め、きのこの香りが強くなってきたらだし汁を加え、中火で1～2分ほど煮る。
3 みそを溶き入れ、火を止める。器に盛り、万能ねぎを散らす。

ひと口メモ

食物繊維の一種であるβ-グルカンが豊富な食材といえば、きのこ。便秘の解消に役立ち、がん細胞の抑制にも一役買ってくれます。空腹時に食べるとより効果的。

良質な動物性たんぱく質で体力を向上！

鶏もも肉のみそヨーグルト漬け

ダイエット効果

［1人分］
162kcal
食物繊維
0.2g

材料(2人分)

鶏もも肉……1/2枚
A みそ……大さじ1/2
A ヨーグルト……大さじ1/2

作り方

1 鶏肉は身の厚さのある部分に包丁を入れ、厚みを均等にする。
2 1にAを塗り、ラップをして涼しいところで1時間以上おく。
3 表面のみそヨーグルトをぬぐいとり、魚焼きグリルで5～6分ほど焼く。途中焦げそうになったら、アルミホイルをかぶせて焼く。

ひと口メモ

ヨーグルトにはコレステロール値を下げたり、脂肪の燃焼を促したりさまざまな効果が。同じ発酵食品のみそと相性がよく、ぬぐいとったみそヨーグルトはみそ汁にも。

［1人1食分］
475kcal
食物繊維
7.2g

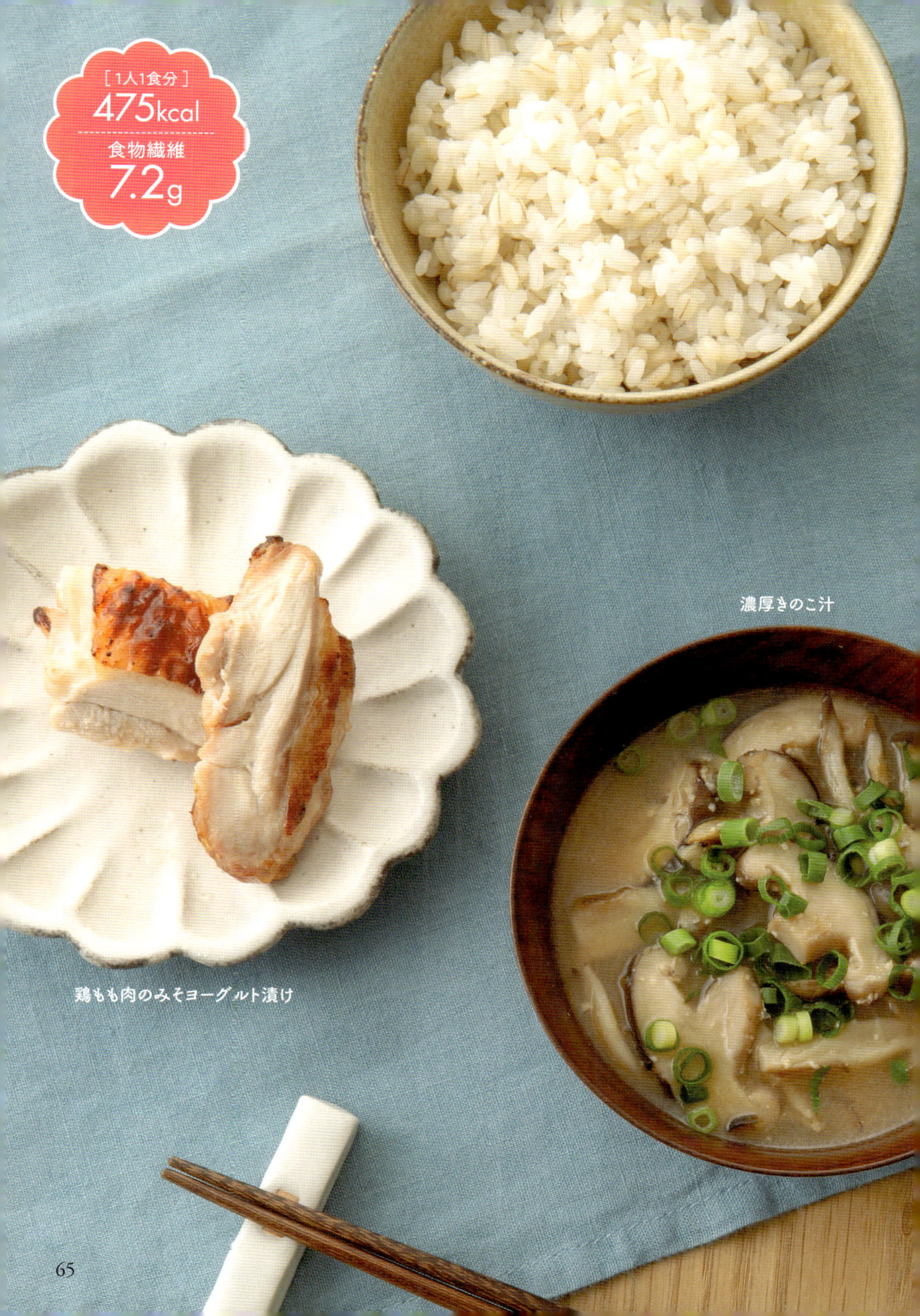

EPAとDHAで血液サラサラ

いわしのつみれ汁

血液サラサラ効果

材料(2人分)

いわしのつみれ(市販)
…… 4〜6個
はくさい …… 100g
だし汁 …… 400ml
みそ …… 大さじ2
万能ねぎ(小口切り)
…… 適量

作り方

1 はくさいはひと口大の削ぎ切りに、万能ねぎは小口切りにする。
2 鍋にいわしのつみれ、はくさい、だし汁を入れ、ふたをして中火で4〜5分ほど煮る。
3 みそを溶き入れ、火を止める。器に盛り、万能ねぎを散らす。

[1人分]
91kcal
食物繊維
1.6g

ネバネバ効果で胃の粘膜をしっかり保護!

たたき長いものおかか梅和え

疲労回復

材料(2人分)

長いも …… 100g
梅干し
…… 1個(種付きで12g)
かいわれだいこん
…… 15g(正味)
かつお節
…… 1パック(3g)
しょうゆ …… 小さじ1/2

作り方

1 長いもは皮をむき、ポリ袋に入れ麺棒などでたたく。かいわれだいこんは根を切り、2〜3等分の長さに切る。梅干しは種をとり除き、粗くたたく。
2 ボウルに1とかつおぶし、しょうゆを入れ、軽く和える。

[1人分]
42kcal
食物繊維
0.8g

混ぜて炊くだけでビタミンプラス!

グリンピースの豆ごはん

生活習慣病予防

材料(炊きやすい分量)

米 …… 2合
もち麦 …… 1カップ
冷凍グリンピース
…… 1カップ
塩 …… 小さじ1/3

作り方

1 米は研いでざるにあげ、炊飯器の内釜にもち麦と一緒に入れる。内釜の3合の目盛まで水を入れ、そのまま30分おいて浸水させる。
2 グリンピースを加え、普通炊きする。
3 炊きあがったら塩を入れ、混ぜる。

[1人分]
250kcal
食物繊維
4.1g

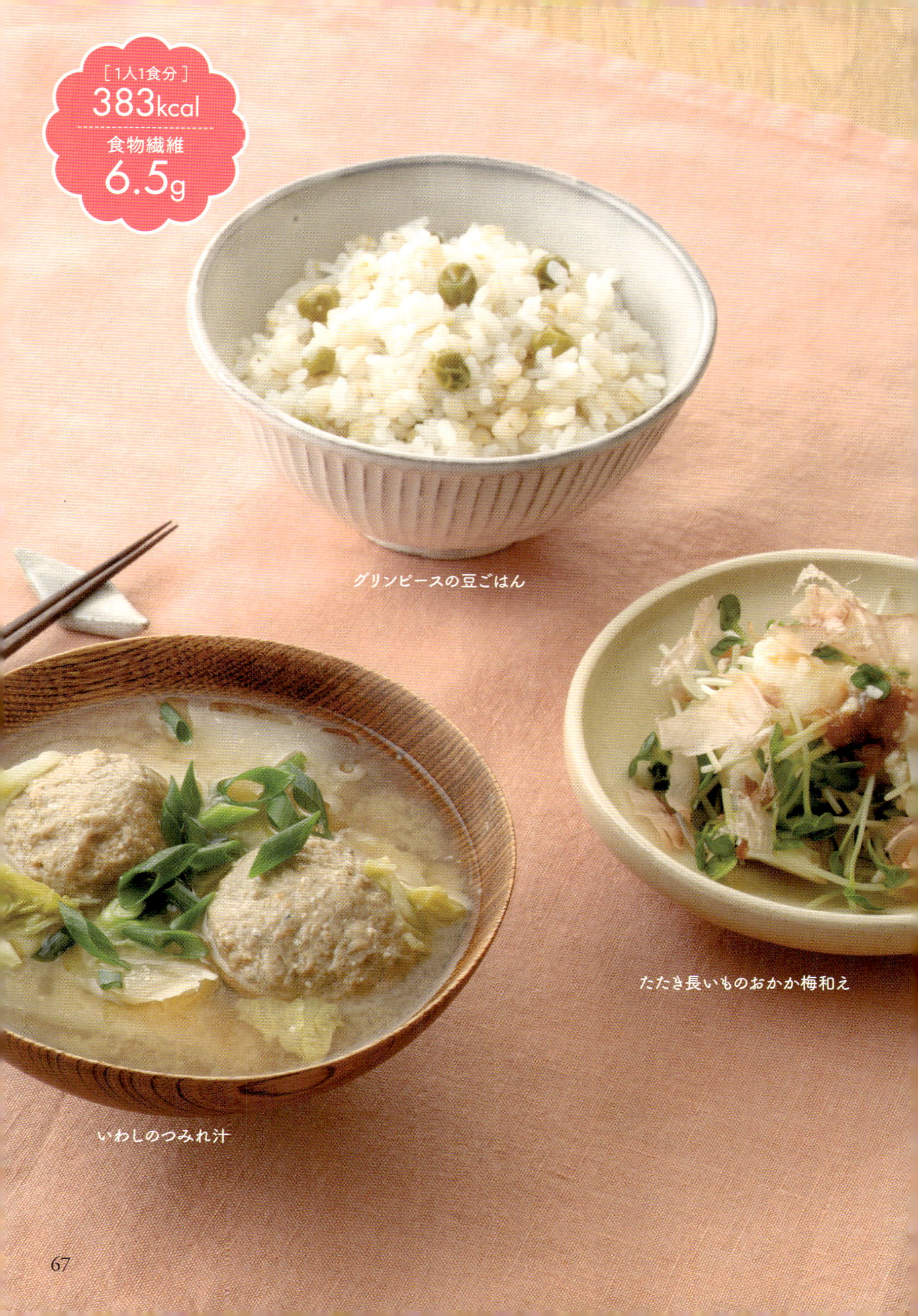

グリンピースの豆ごはん

たたき長いものおかか梅和え

いわしのつみれ汁

ぶりのDHAとEPAで血栓を予防！

ぶりだいこん汁

脳を活性化
生活習慣病予防

［1人分］
310kcal
食物繊維
1.9g

材料（2人分）

ぶり …… 2切れ
だいこん …… 100g
しょうが …… 1/2片
酒 …… 小さじ1
だし汁 …… 400ml
みそ …… 大さじ2
だいこんの葉（みじん切り）…… 適量
ゆずの皮 …… 適量

作り方

1 ぶりの切り身はひと口大に切り、酒をふりかけておく。だいこんは4～5mm幅のいちょう切りに、しょうが、ゆずの皮は千切りにする。
2 鍋にだし汁とだいこんを入れ、ふたをして5～6分ほど煮る。
3 ふたをとり、ぶり、しょうが、だいこんの葉を入れ、2～3分ほど煮る。
4 みそを溶き入れ、火を止める。器に盛り、ゆずの皮を散らす。

ビタミンとカルシウムたっぷり！

ほうれん草としらすの煮びたし

リラックス効果
アンチエイジング

［1人分］
140kcal
食物繊維
1.4g

材料（2人分）

ほうれん草 …… 3株（80g）
油揚げ …… 1枚
しらす …… 30g
A だし汁 …… 150ml
A みりん …… 大さじ1
A 薄口しょうゆ …… 大さじ2

作り方

1 ほうれん草は洗ってふんわりとラップで包み、600Wの電子レンジで1分加熱。冷水にとって水気を絞り、根を落として4～5cm長さに切る。
2 油揚げは熱湯をかけて油抜きし、三角に8等分する。
3 鍋にAと油揚げを入れ、2～3分ほど煮る。油揚げがくたっとしてきたら火からおろし、1としらすを加えて混ぜ、器に盛る。

消化のよい白がゆで体を整える！

白がゆ

生活習慣病予防

［1人分］
79kcal
食物繊維
0.1g

材料（炊きやすい分量）

米 …… 1合
もち麦 …… 1/2合
塩 …… ひとつまみ

作り方

1 米は研いでざるにあげる。炊飯器の内釜にもち麦と一緒に入れ、内釜で指定してあるおかゆの1.5合の目盛まで水を入れ、おかゆモードで炊飯する。
2 炊きあがったら塩をひとつまみ入れ、混ぜる。

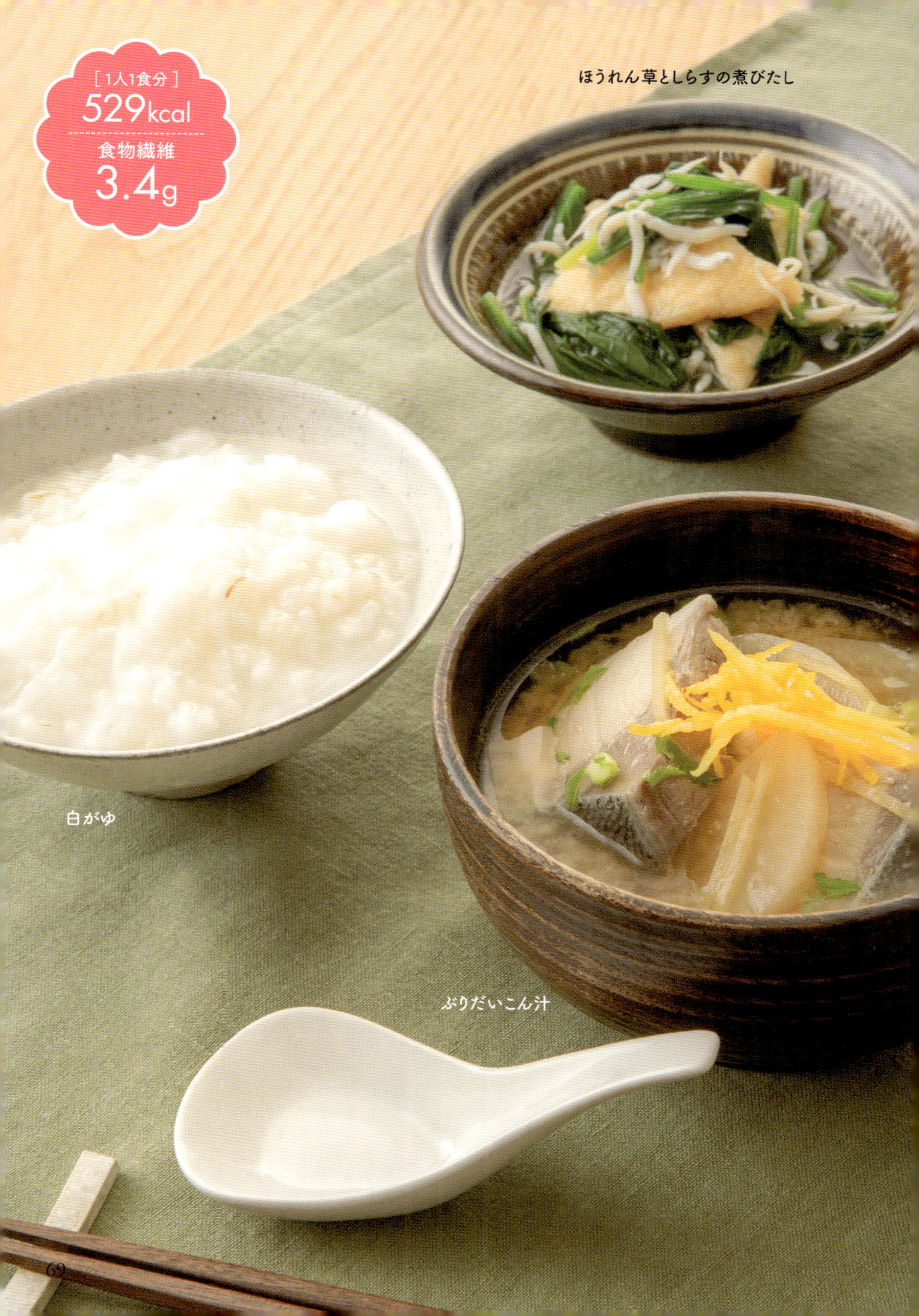

［1人1食分］
529kcal
食物繊維
3.4g

ほうれん草としらすの煮びたし

白がゆ

ぶりだいこん汁

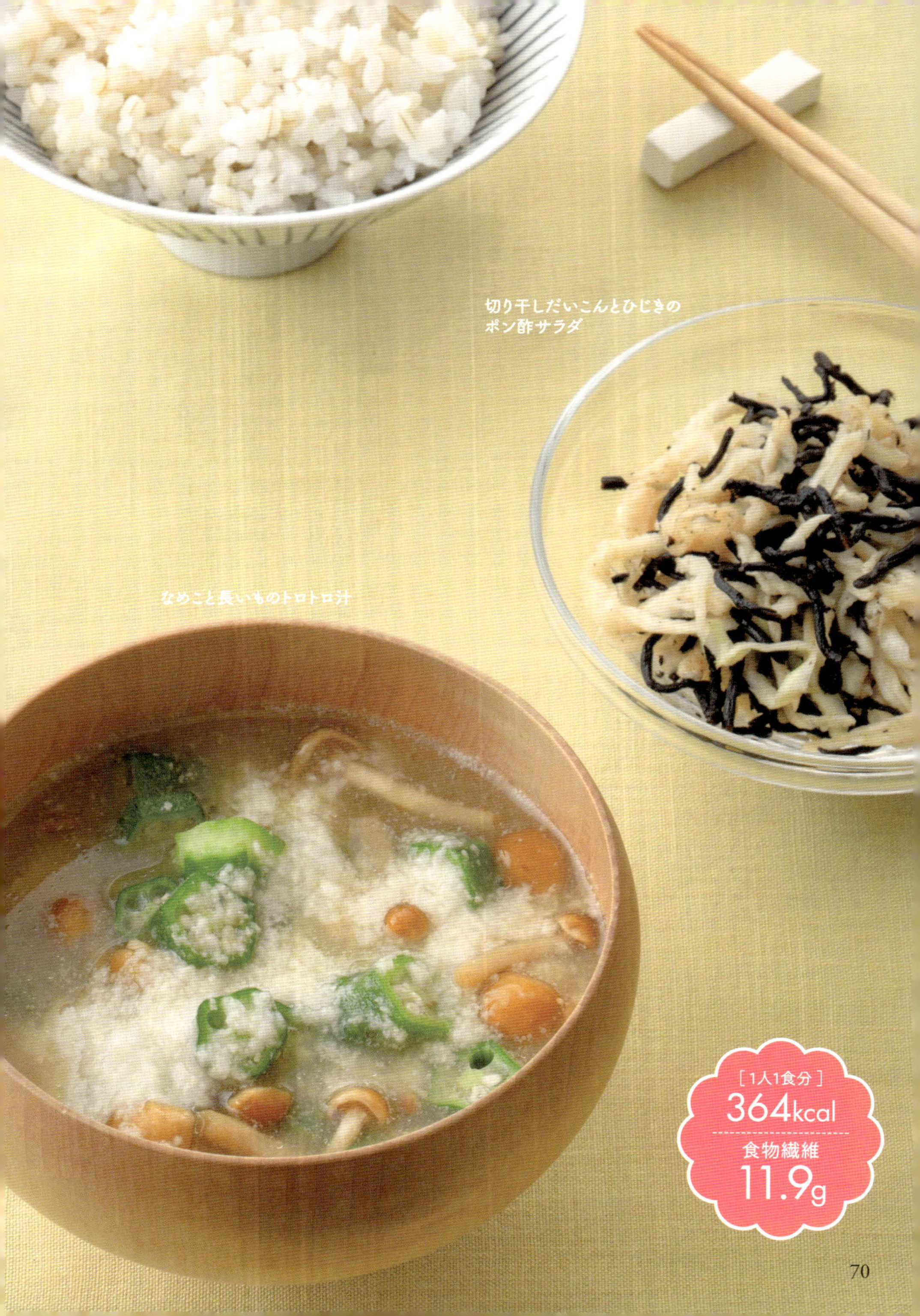
切り干しだいこんとひじきの
ポン酢サラダ
なめこと長いものトロトロ汁
［1人1食分］
364kcal
食物繊維
11.9g

水溶性と不溶性、2種の食物繊維が一度にとれる！

なめこと長いものトロトロ汁

腸内環境を整える

［1人分］
70kcal
食物繊維
4.1g

材料(2人分)

なめこ …… 1パック
長いも(すりおろし)
…… 50g
おくら …… 4〜5本
だし汁 …… 400ml
みそ …… 大さじ2

作り方

1 おくらはがくを除き、7〜8mm幅の小口切りにする。
2 鍋にだし汁を煮立たせ、弱火にして1を入れ、中火で1〜2分ほど煮る。
3 なめこと長いものすりおろしを入れる。
4 みそを溶き入れ、火を止める。

ひと口メモ　しっかり米を食べたい人も、でんぷん分解酵素のアミラーゼを持つ長いもと一緒なら安心。なめこのぬめり成分はムチンという糖タンパク質で、腸の壁を保護してくれます。

たっぷりの食物繊維で腸を掃除

切り干しだいこんとひじきのポン酢サラダ

腸内環境を整える
便秘解消

［1人分］
62kcal
食物繊維
4.8g

材料(2人分)

切り干しだいこん
…… 20g
ひじき(乾燥) …… 10g
A
ポン酢 …… 大さじ3
水 …… 大さじ1
ごま油 …… 小さじ1

作り方

1 切り干しだいこん、ひじきはそれぞれ水につけ、10分おいて戻し、水気を絞る。
2 ボウルに1を入れ、Aを加えて和える。

ひと口メモ　海藻類は全般的に食物繊維の多い食材として知られていますが、特に優秀なのがひじき。ひじきは鉄分、カルシウムも豊富で、なかでもカルシウムは牛乳の約12倍もあります。

便秘解消

高血圧予防

水溶性食物繊維イヌリンで腸の運動を活発に！

けんちん汁

[1人分]
165kcal
食物繊維
3.4g

材料(2人分)

木綿豆腐 …… 100g
ごぼう …… 50g
にんじん …… 20g
里いも …… 1個
サラダ油 …… 大さじ1
だし汁 …… 400ml
みそ …… 大さじ2

作り方

1 豆腐は手でひと口大にちぎる。ごぼうは斜め薄切りに、にんじんは7〜8mm幅の半月切りに、里いもは皮をむいて4等分にする。
2 鍋にサラダ油を熱して1を炒め、全体に油が回ったらだし汁を加え、中火で5〜6分ほど煮る。
3 みそを溶き入れ、火を止める。

ひと口メモ　ごぼうに筋があるのは、不溶性食物繊維が含まれている証拠。腸の動きを活発にし、便秘を解消します。コレステロールや中性脂肪を減らし、血圧を下げる効果も。

免疫力アップ

疲労回復

活性酸素や過酸化脂質の発生を抑えるビタミンが豊富

じゃがいもとしらたきのたらこ煮

[1人分]
86kcal
食物繊維
2.4g

材料(2人分)

じゃがいも …… 1個
しらたき …… 50g
たらこ …… 1/4腹(20g)
枝豆(冷凍・むき身) …… 20g
A だし汁 …… 100ml
A しょうゆ …… 小さじ1/3
A 片栗粉 …… 小さじ1/3

作り方

1 じゃがいもは洗って、皮つきのまま4等分する。耐熱容器に入れてラップをし、600Wの電子レンジで3分加熱し、皮をむく。
2 しらたきはざく切りにする。たらこは薄皮をとり除く。
3 鍋に1、2、枝豆、Aを入れ、中火でとろみがつくまで1〜2分ほど煮る。

ひと口メモ　じゃがいもの主成分はでんぷん。熱に弱いとされるビタミンCも、でんぷんで守られているので加熱しても壊れにくいのが特徴です。免疫力を高め、風邪予防の効果も。

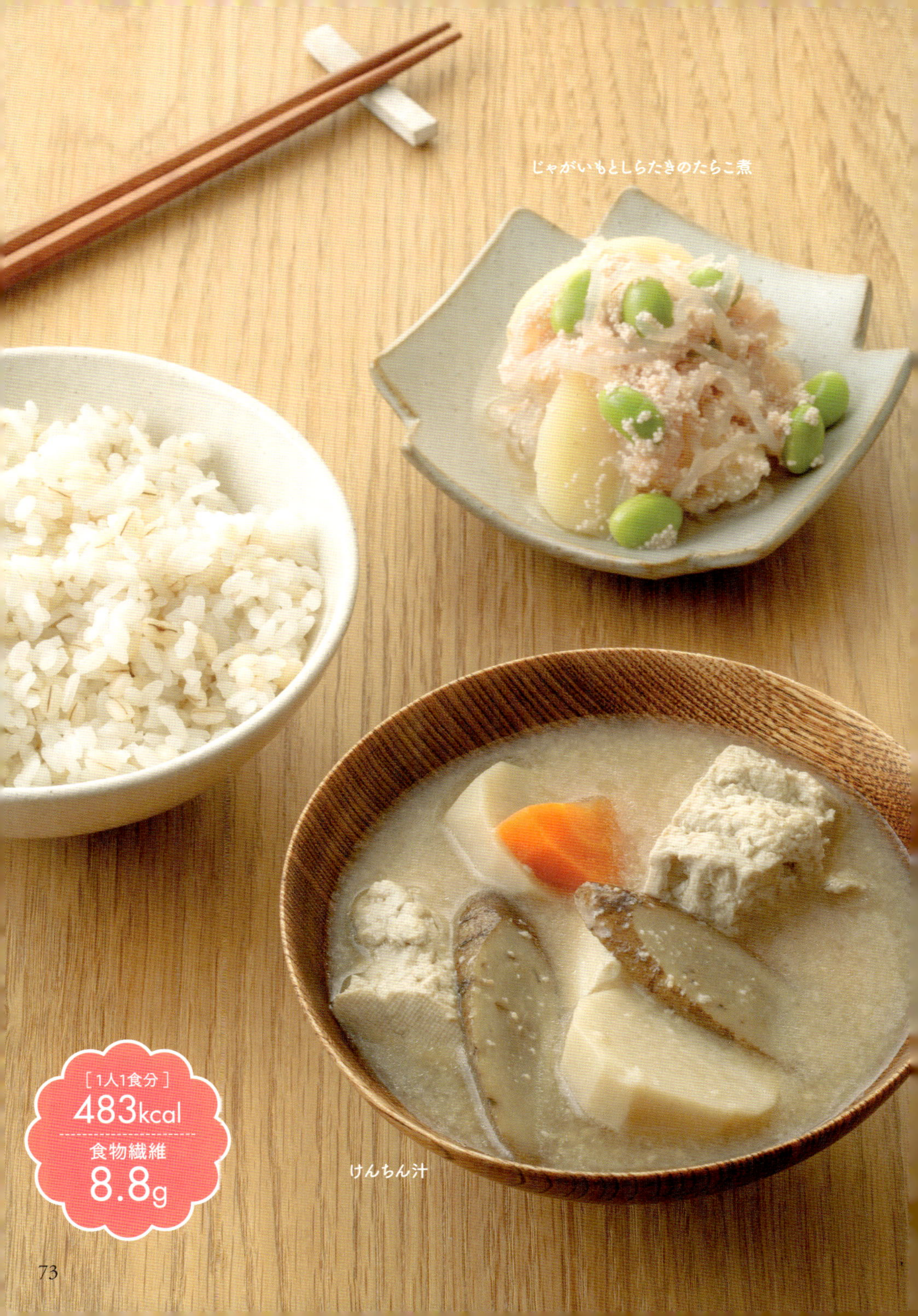
じゃがいもとしらたきのたらこ煮
けんちん汁
[1人1食分]
483kcal
食物繊維
8.8g

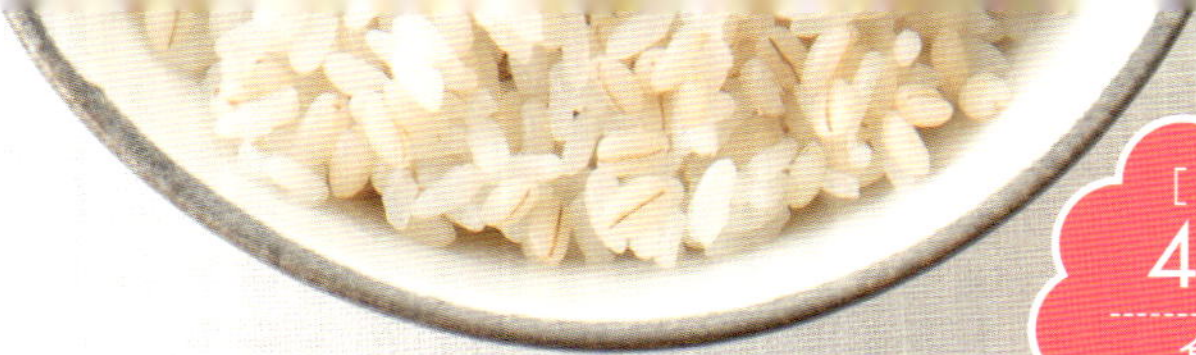

［1人1食分］
418kcal
食物繊維
6.5g

高菜とだいこんのみそ汁

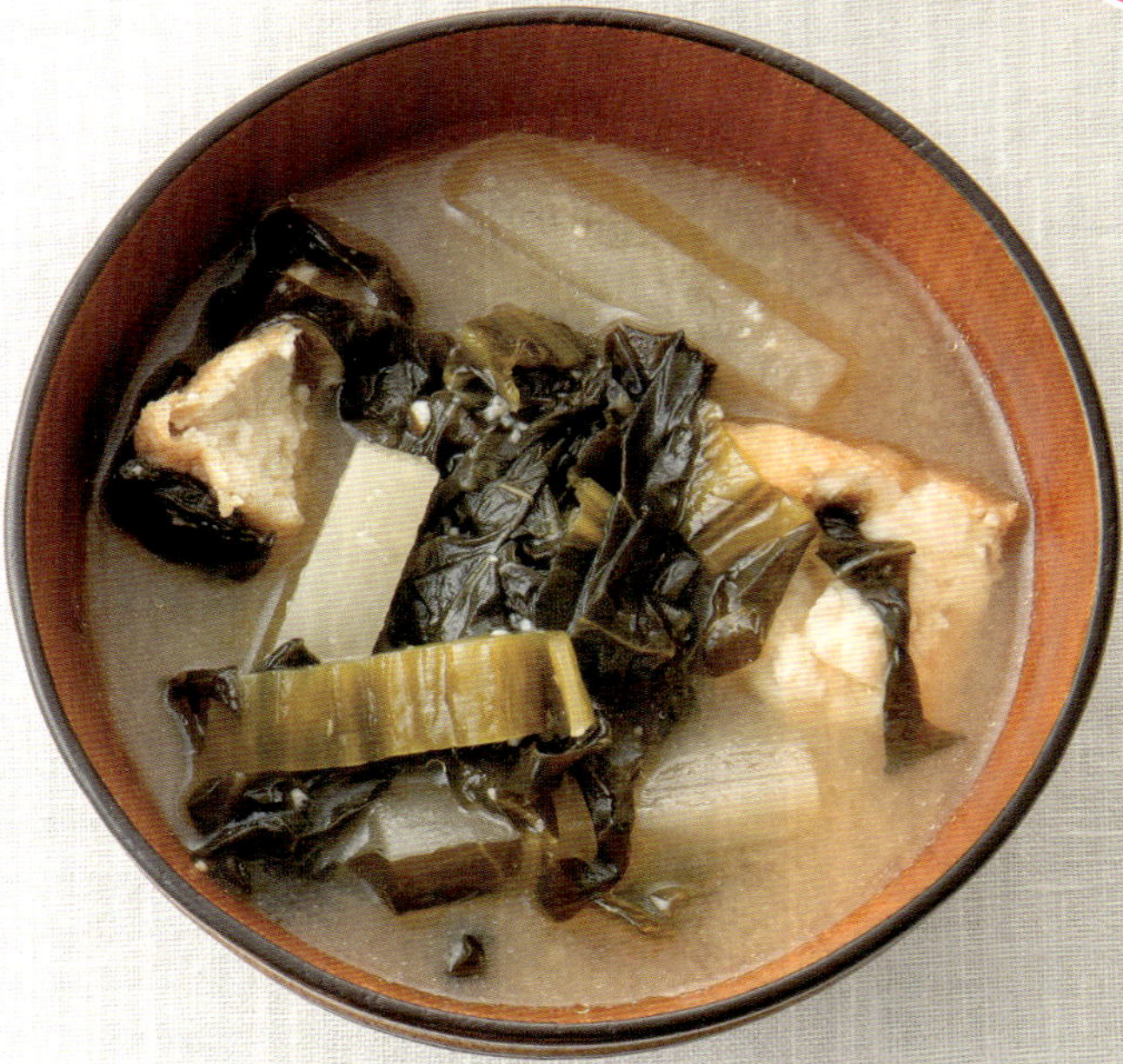

ゆずとだいこんのなます

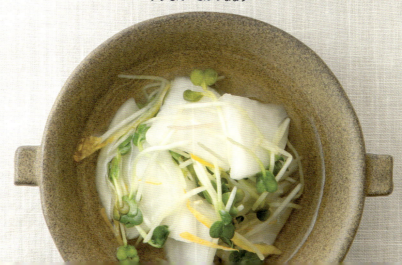

イソチオシアネートががんの発生を予防

高菜とだいこんのみそ汁

免疫力アップ

腸内環境を整える

［1人分］
115kcal
食物繊維
2.5g

材料（2人分）

高菜漬け …… 40g
だいこん …… 60g
厚揚げ …… 50g
ごま油 …… 大さじ1/2
だし汁 …… 400ml
みそ …… 大さじ2

作り方

1 高菜は1cm幅に、だいこんは拍子木に切る。厚揚げは手でひと口大にちぎる。
2 鍋にごま油を熱し、高菜とだいこんを加え、弱中火で1～2分ほどかけてゆっくり炒める。だいこんが半透明になってきたら厚揚げを加え、さっと炒める。
3 だし汁を加えてふたをし、中火で2～3分ほど煮る。
4 みそを溶き入れ、火を止める。

ひと口メモ 抗酸化作用のあるβ-カロテンや、免疫力を上げるビタミン類など、さまざまな栄養素を含む高菜。それを乳酸菌で発酵させたものが高菜漬けで、腸の働きも活性化します。

熱に弱いジアスターゼを効率的にとる！

ゆずとだいこんのなます

疲労回復

アンチエイジング

［1人分］
71kcal
食物繊維
1.0g

材料（2人分）

だいこん …… 150g
かいわれだいこん …… 10g
塩 …… 小さじ1/2
A 酢 …… 大さじ3
A 砂糖 …… 大さじ3
ゆずの皮 …… 適量

作り方

1 だいこんは5mm幅のいちょう切りにし、塩をまぶして5分ほどおいておく。だいこんがしんなりしてきたら、水気を絞る。
2 かいわれだいこんは根を切り落とし、2～3等分に切る。ゆずの皮は千切りにする。
3 ボウルに1、2、Aを入れ、軽く混ぜてなじませる。

ひと口メモ だいこんのカリウムやパントテン酸は、どちらも疲労回復にうってつけ。辛味成分のイソチオシアネートは体内の血液をサラサラにし、動脈硬化を予防すると言われています。

ネバネバで悪玉菌を撃退！

納豆とぶつ切りねぎのみそ汁

がん予防
血液サラサラ効果

材料(2人分)

納豆 …… 2パック
長ねぎ …… 1/2本(40g)
だし汁 …… 400ml
みそ …… 大さじ2

作り方

1 長ねぎは斜め切りにする。
2 鍋にだし汁を入れて煮立たせ、長ねぎを加え、くたっとするまで中火で1～2分ほど煮る。
3 みそを溶き入れ、納豆を入れたら火を止める。

[1人分]
123kcal
食物繊維
3.9g

βグルカンの効果で免疫機能を回復！

蒸しきのこのしらすおろし和え

便秘解消

材料(2人分)

お好みのきのこ …… 200g(今回はしいたけ、エリンギ)
しらす …… 30g
だいこん(おろし) …… 100g
酒 …… 大さじ1
しょうゆ …… 小さじ2
七味 …… 適宜

作り方

1 しいたけは軸を切り、4等分にする。エリンギは長さを半分にして、手で縦6～8等分に裂く。
2 1を耐熱容器に入れて酒をふり、ラップをして600Wの電子レンジで2分30秒加熱する。
3 だいこんとしらすを加えて和える。
4 器に盛り、しょうゆをかける。七味は好みでかける。

[1人分]
58kcal
食物繊維
4.5g

アスタキサンチンで美肌を作る！

塩鮭の炊き込みごはん

アンチエイジング

材料(炊きやすい分量)

米 …… 2合
もち麦 …… 1合
塩鮭 …… 2枚
酒 …… 大さじ1

作り方

1 米は研いでざるにあげる。
2 塩鮭は、酒をふっておいておく。
3 炊飯ジャーの内釜に1ともち麦を入れ、3合の目盛まで水を加え、30分浸水する。
4 3に2をのせ、炊飯する。
5 炊き上がったら、鮭をほぐしてごはんと混ぜる。

[1人分]
225kcal
食物繊維
3.0g

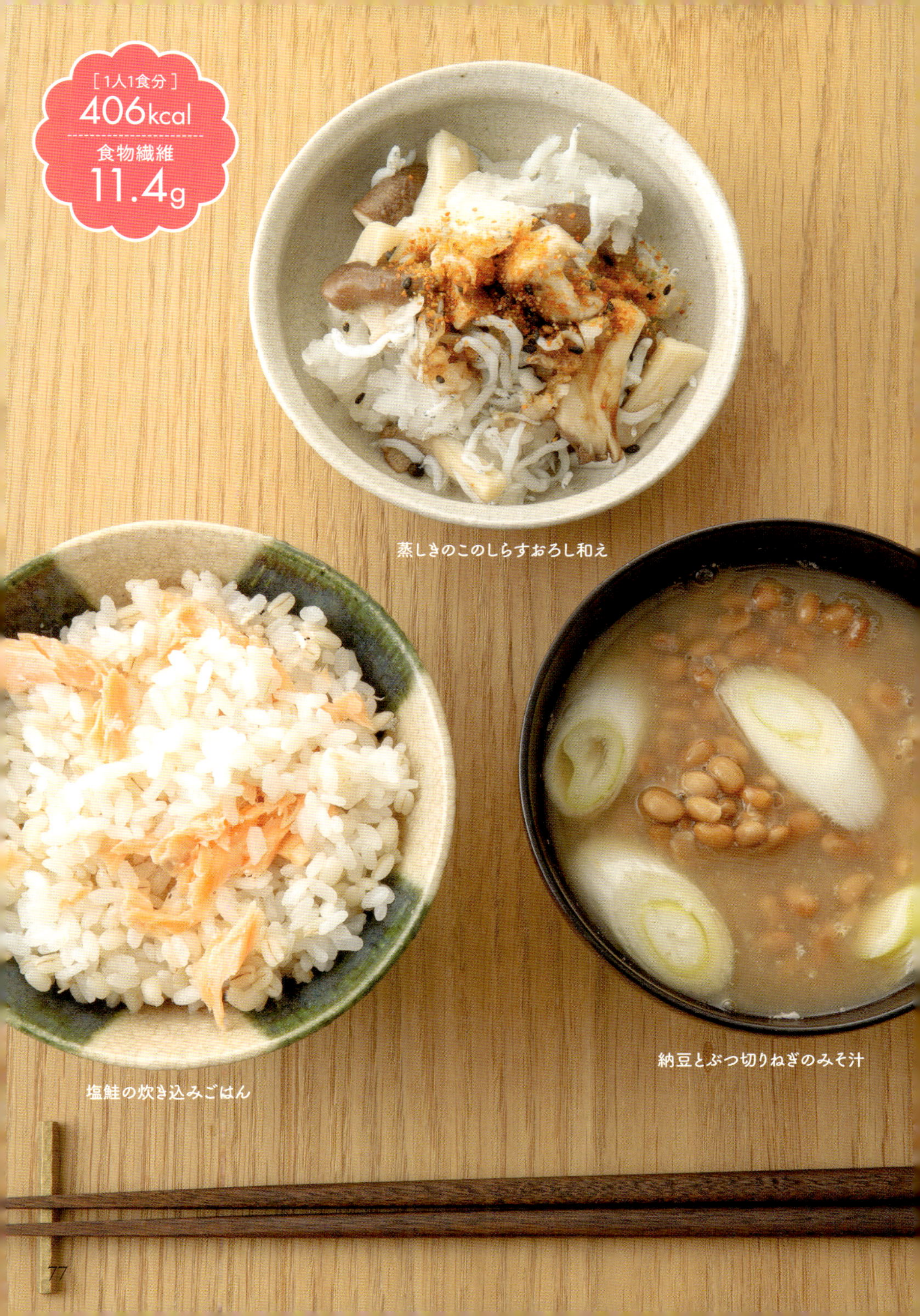

蒸しきのこのしらすおろし和え

塩鮭の炊き込みごはん

納豆とぶつ切りねぎのみそ汁

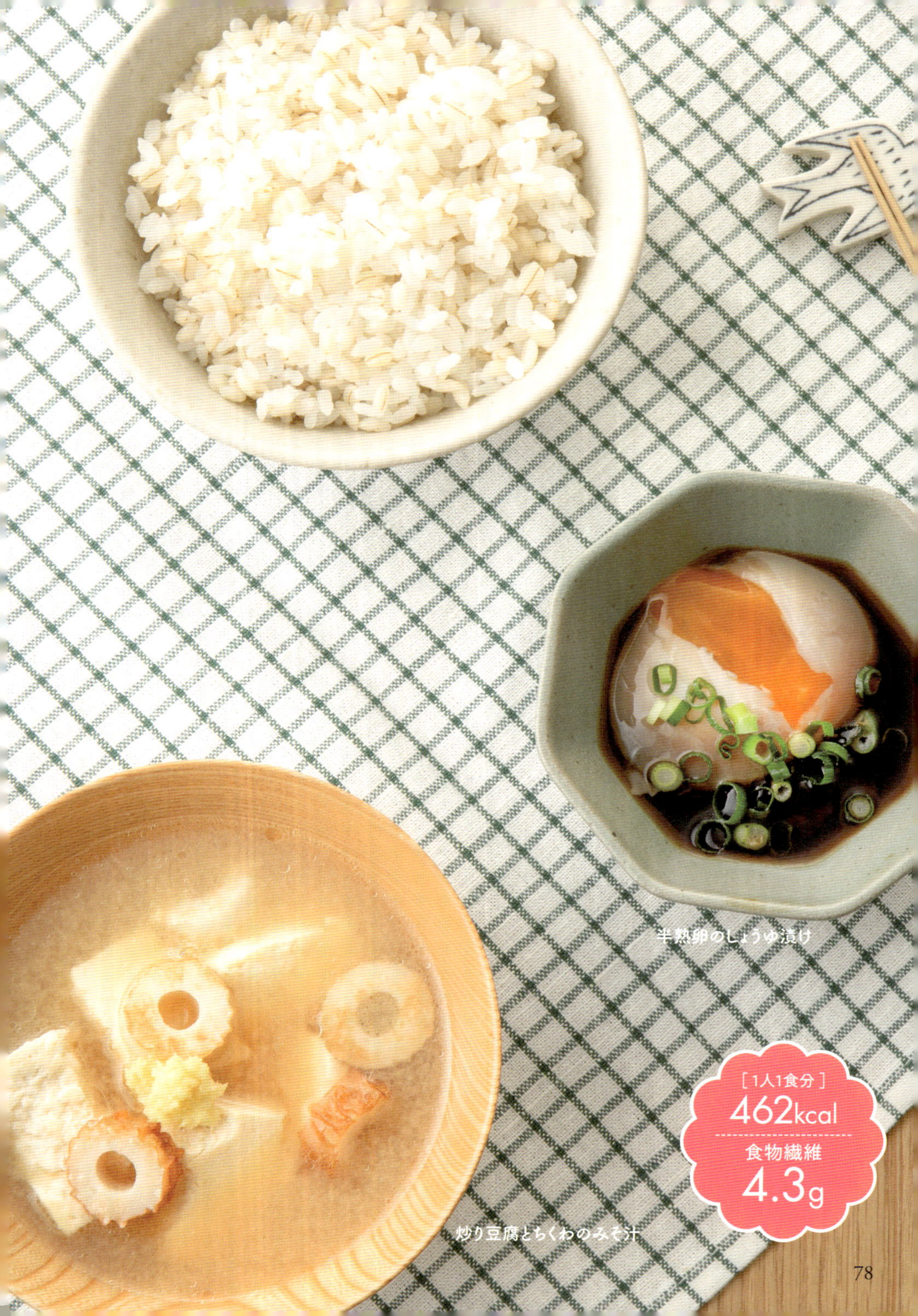

半熟卵のしょうゆ漬け

炒り豆腐とちくわのみそ汁

大豆レシチンが肝脂肪にアプローチ！

炒り豆腐とちくわのみそ汁

高血圧予防

材料（2人分）

木綿豆腐 …… 1/3丁（100g）
ちくわ …… 1本
ごま油 …… 小さじ1
だし汁 …… 400ml
みそ …… 大さじ2
おろししょうが …… 適量

作り方

1 木綿豆腐は手でひと口大にちぎる。ちくわは輪切りにする。
2 鍋にごま油を熱して1を入れ、水分を飛ばしながら焼き色がつくまで炒める。
3 だし汁を加え、沸騰したらみそを溶き入れ、火を止める。器に盛り、おろししょうがをのせる。

［1人分］
110kcal
食物繊維
1.1g

ひと口メモ

練り物は塩分が高いと思われがち。しかし、すでに下味がついている状態で、魚肉のうま味が染み出て余分な調味料も不要なので、全体の塩分を抑えることができます。

必須アミノ酸が一度にとれる！

半熟卵のしょうゆ漬け

ダイエット効果

材料（2人分）

半熟卵 …… 2個
A しょうゆ …… 1/4カップ
A みりん …… 大さじ3
A 酢 …… 小さじ1/2
万能ねぎ（小口切り） …… 適量

作り方

1 ポリ袋に半熟卵とAを入れ、空気を抜くように口を縛り、1時間以上漬ける。
2 器に盛り、万能ねぎを散らす。

［1人分］
120kcal
食物繊維
0.2g

ひと口メモ

完全栄養食品と呼ばれるほど、あらゆる栄養がバランスよく入っている卵。必須アミノ酸の1つであるメチオニンには抗酸化作用があり、老廃物の排出を促進してくれます。

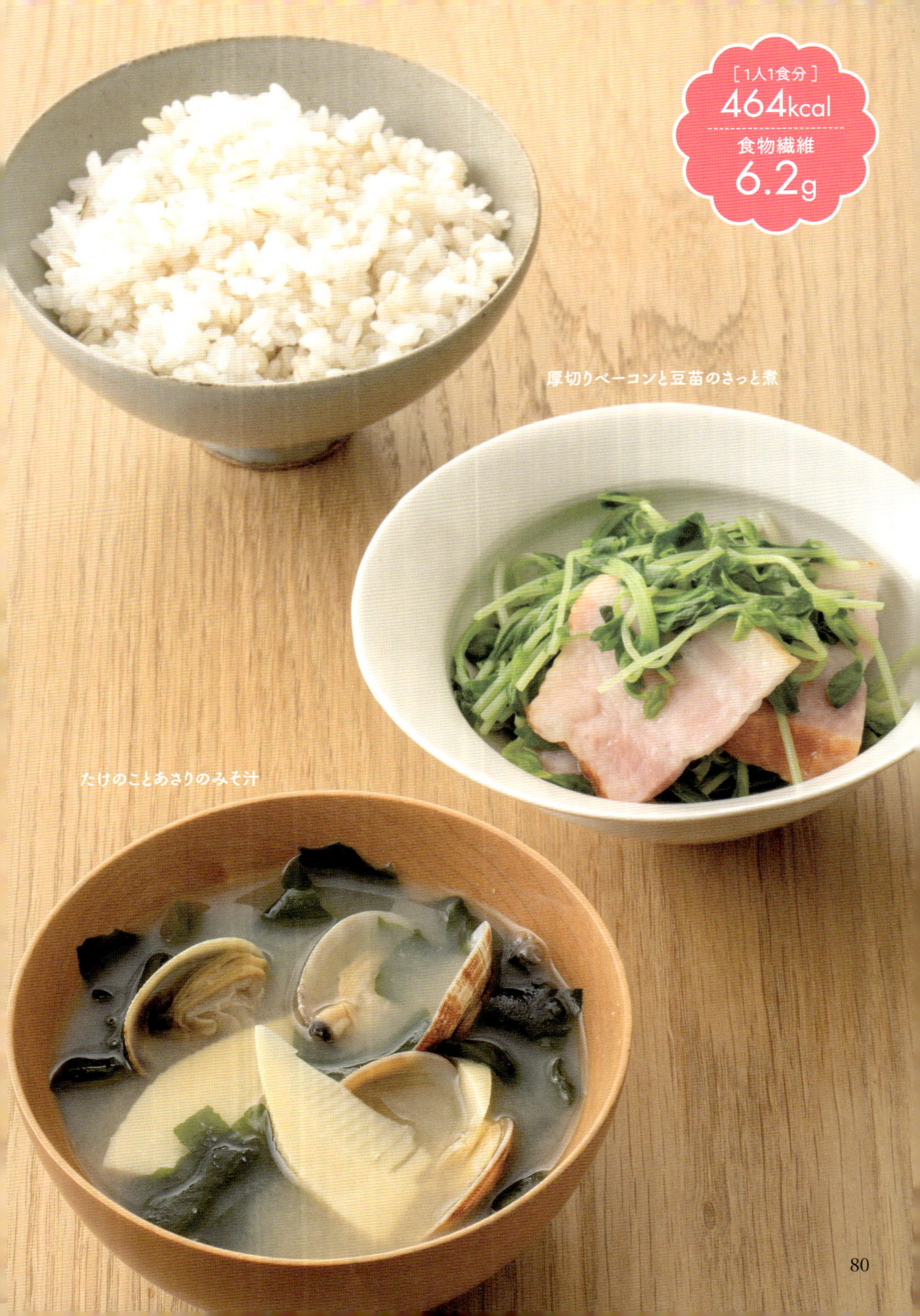

［1人1食分］
464kcal
食物繊維
6.2g

厚切りベーコンと豆苗のさっと煮

たけのことあさりのみそ汁

疲労回復から美肌効果まで！

たけのことあさりのみそ汁

疲労回復
便秘解消

［1人分］
51kcal
食物繊維
1.9g

材料（2人分）

たけのこ（水煮）……40g
わかめ（乾燥）……大さじ1（3g）
あさり……100g
だし汁（水でもOK）……400ml
みそ……大さじ2

作り方

1 たけのこは穂先をくし切りにする。あさりは砂抜きしておく。
2 鍋にだし汁とたけのこを入れて煮立たせ、あさりを加えてふたをし、貝が開くまで中火で煮る。
3 わかめを入れたらみそを溶き入れ、火を止める。

ひと口メモ
あさりのうま味成分であるタウリンは、疲労回復に役立つ栄養素として有名。二日酔いにも効果を発揮します。たけのこやわかめには、お通じをよくしてくれる食物繊維が。

油と一緒にとることで豆苗のビタミンを吸収！

厚切りベーコンと豆苗のさっと煮

アンチエイジング

［1人分］
181kcal
食物繊維
1.3g

材料（2人分）

厚切りベーコン……2枚
豆苗……1袋
にんにく……1/2片
A
チキンコンソメ（顆粒）……小さじ1
ローリエ……1枚
水……300ml
塩・こしょう……少々

作り方

1 ベーコンは2～3cm幅に、豆苗は根を落として半分の長さに切る。にんにくはつぶす。
2 鍋にAを煮立たせて1を入れ、豆苗がしんなりしたら火を止める。

ひと口メモ
体内でビタミンAに変換され、髪や肌の健康、視力の維持を助けるβ-カロテン。豆苗には、このβ-カロテンがほうれん草よりたくさん入っています。ビタミン類も豊富。

めかぶのフコイダンで免疫力アップ！

めかぶと豆腐のかきたま汁

免疫力アップ
便秘解消

［1人分］
113kcal
食物繊維
1.8g

材料(2人分)

めかぶ …… 1パック
絹豆腐 …… 100g
卵 …… 1個
だし汁 …… 400ml
みそ …… 大さじ2

作り方

1 卵は溶きほぐしておく。
2 鍋にだし汁を入れて煮立たせ、豆腐を崩しながら入れる。
3 めかぶを入れ、みそを溶き入れる。
4 1を線を描くように注ぎ入れ、火を止める。

ひと口メモ
めかぶのぬめりは、フコイダン、アルギン酸などの水溶性食物繊維。フコイダンは免疫力を上げ、アルギン酸は便を柔らかくしたり、デトックス効果があるとされています。

美肌を作り脂肪を燃焼！

アボカドとランチョンミートのわさびしょうゆ和え

がん予防
抗酸化作用

［1人分］
277kcal
食物繊維
2.7g

材料(2人分)

アボカド …… 1/2個
ランチョンミート …… 100g
サラダ油 …… 小さじ1/2
A わさび …… 小さじ1/2
A しょうゆ …… 小さじ1/2
A 水 …… 小さじ1/2

作り方

1 アボカドとランチョンミートは、1.5cm 角に切る。
2 フライパンにサラダ油を熱し、ランチョンミートを炒める。余分な脂を拭きとりながら、焼き色がついてくるまで炒める。
3 ボウルにAを入れてよく混ぜ、1、2を加えて和える。

ひと口メモ
発がんを抑制し、がん細胞の転移を抑える働きが認められているわさび。抗酸化作用もあり、その効果は活性酸素を除去するポリフェノールを上回ると注目されています。

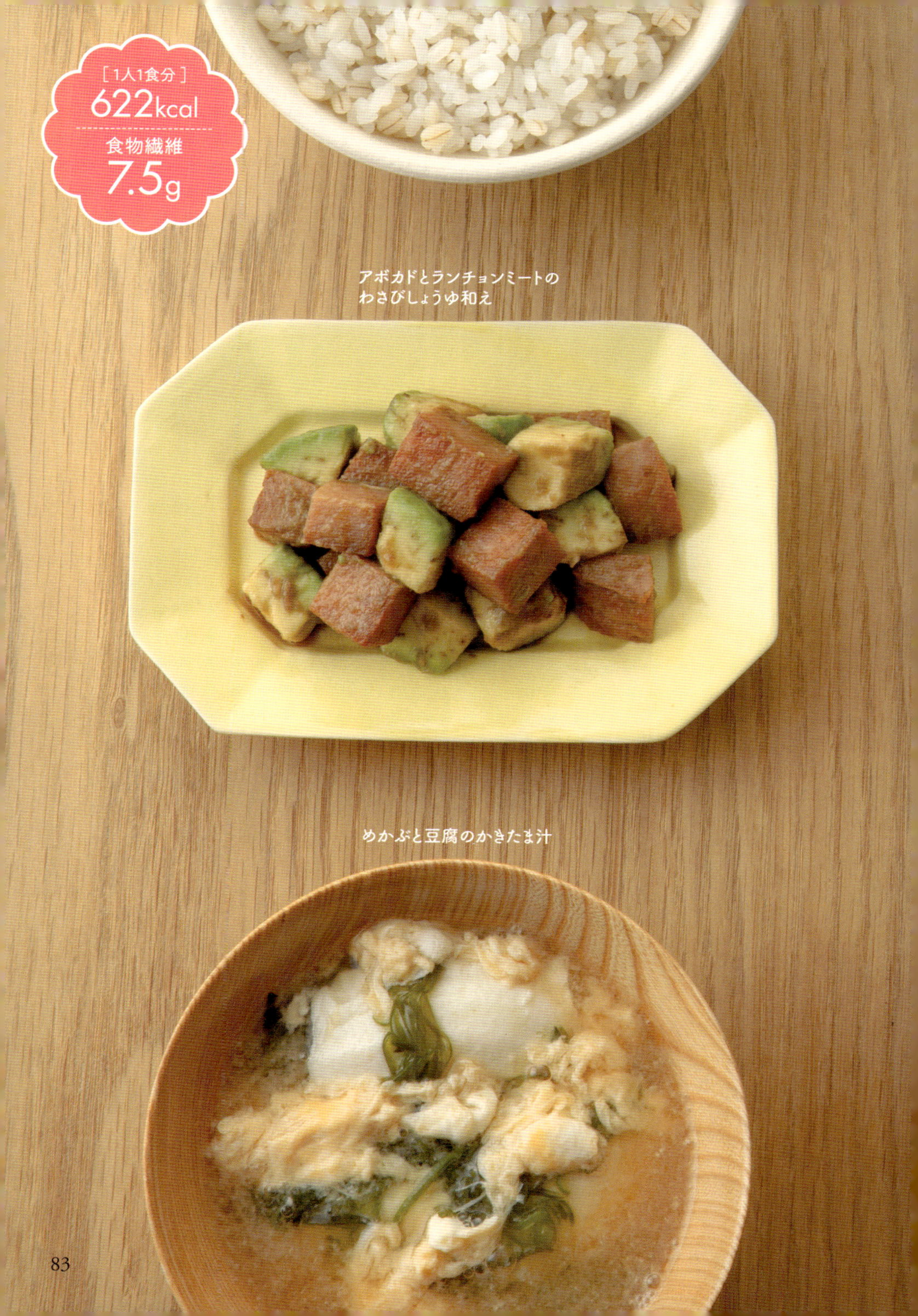
［1人1食分］
622kcal
食物繊維
7.5g
アボカドとランチョンミートの
わさびしょうゆ和え
めかぶと豆腐のかきたま汁

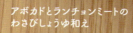

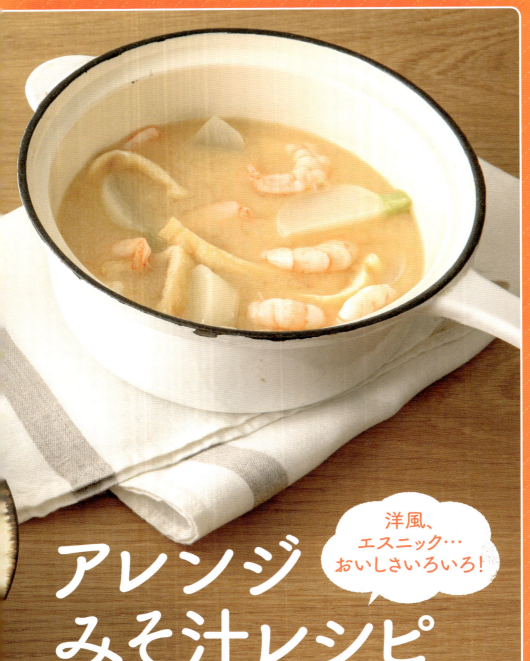

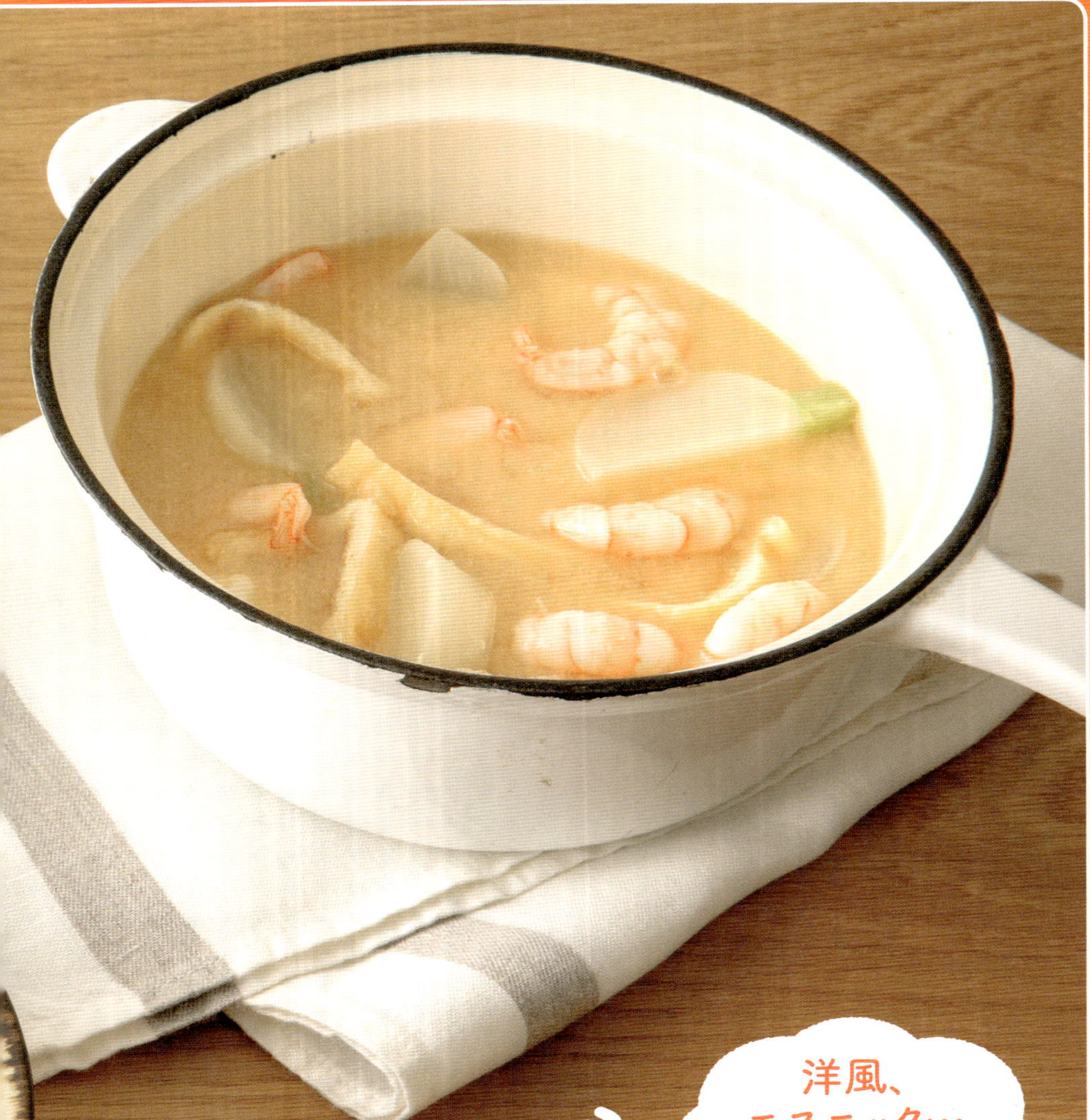

洋風、
エスニック…
おいしさいろいろ!

アレンジ みそ汁レシピ

ヨーグルトやカレー粉、酒粕などを使ったアレンジ。
いつものみそ汁に飽きてしまったら、試してみてくださいね。

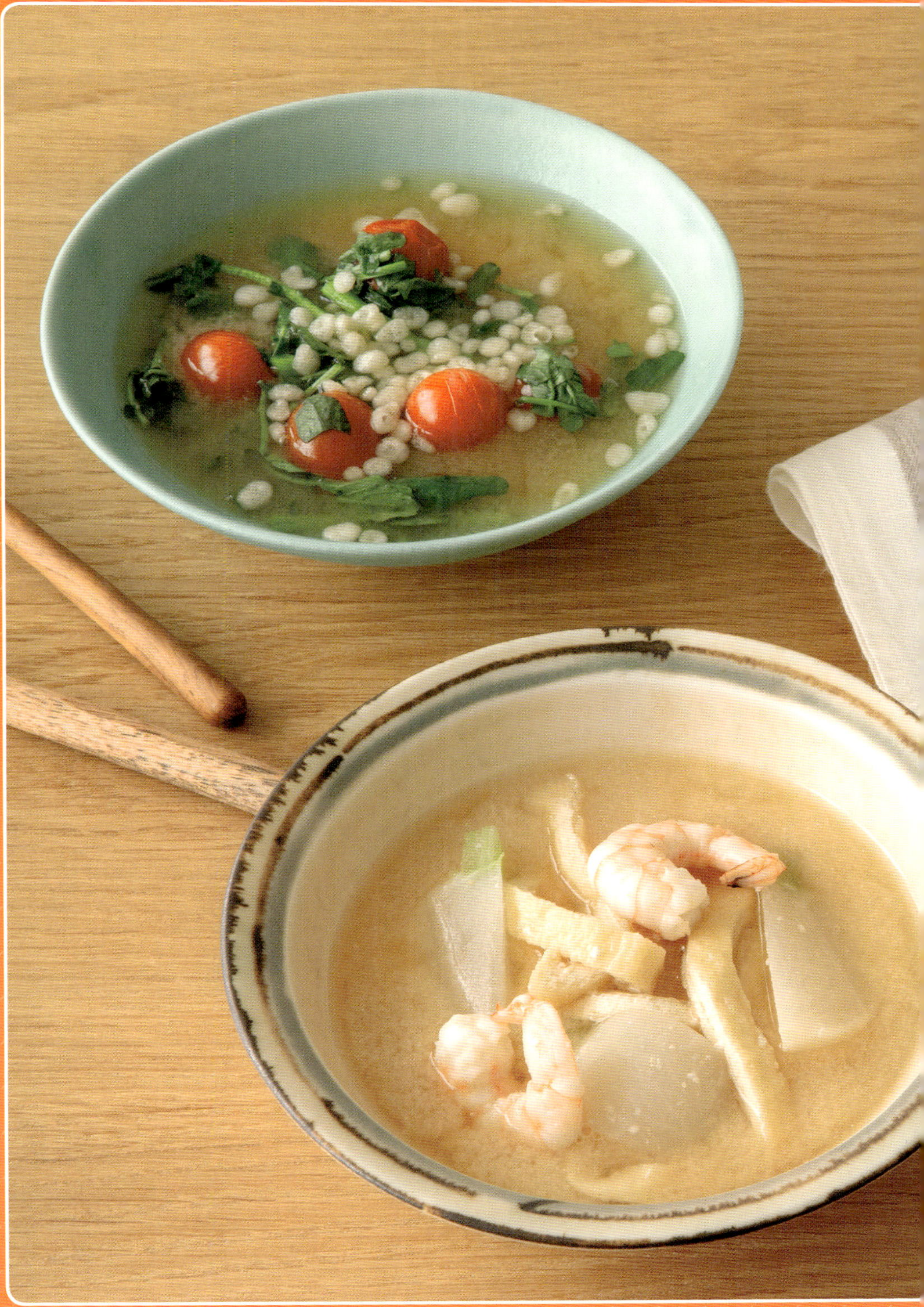

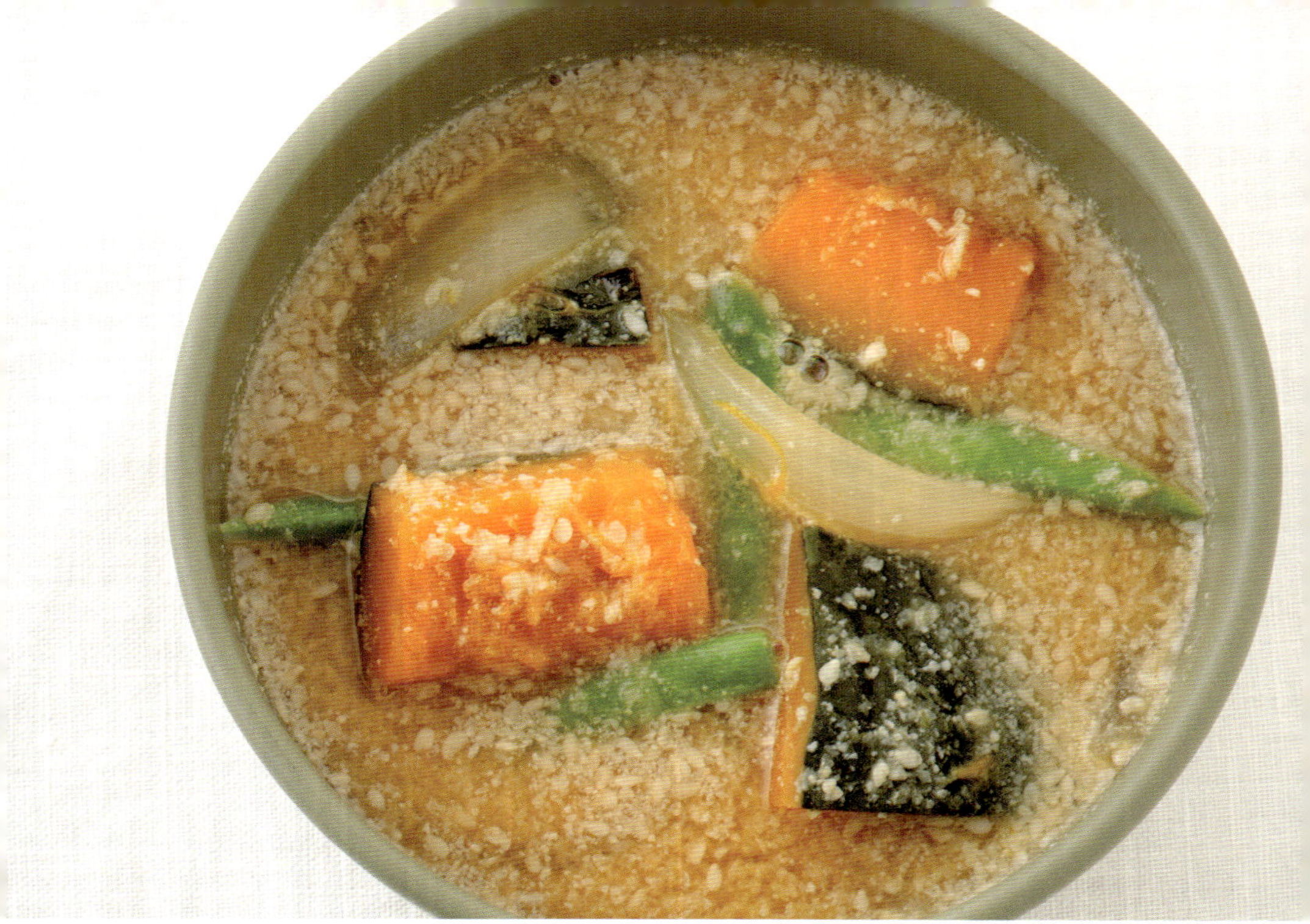

セサミンとβ-カロテンで血液サラサラ！

かぼちゃのごまみそ汁

がん予防

生活習慣病予防

［1人分］
142kcal

食物繊維
4.2g

材料（2人分）

かぼちゃ …… 100g
たまねぎ
…… 1/8個（25g）
いんげん
…… 4〜5本（25g）
だし汁 …… 400ml
みそ …… 大さじ2
すりごま …… 大さじ2

作り方

1 かぼちゃはひと口大に、たまねぎはくし切り、いんげんはへたをとって4〜5等分に切る。
2 鍋に1とだし汁を入れてふたをし、中火で5〜6分ほど煮る。
3 みそを溶き入れ、火を止めたらすりごまを混ぜる。

ひと口メモ

かぼちゃに潜むβ-カロテンは、がんや生活習慣病の予防に効果的。より多くの成分が皮に含まれているので、皮ごと調理しましょう。満腹感があり、食べ過ぎ防止にも。

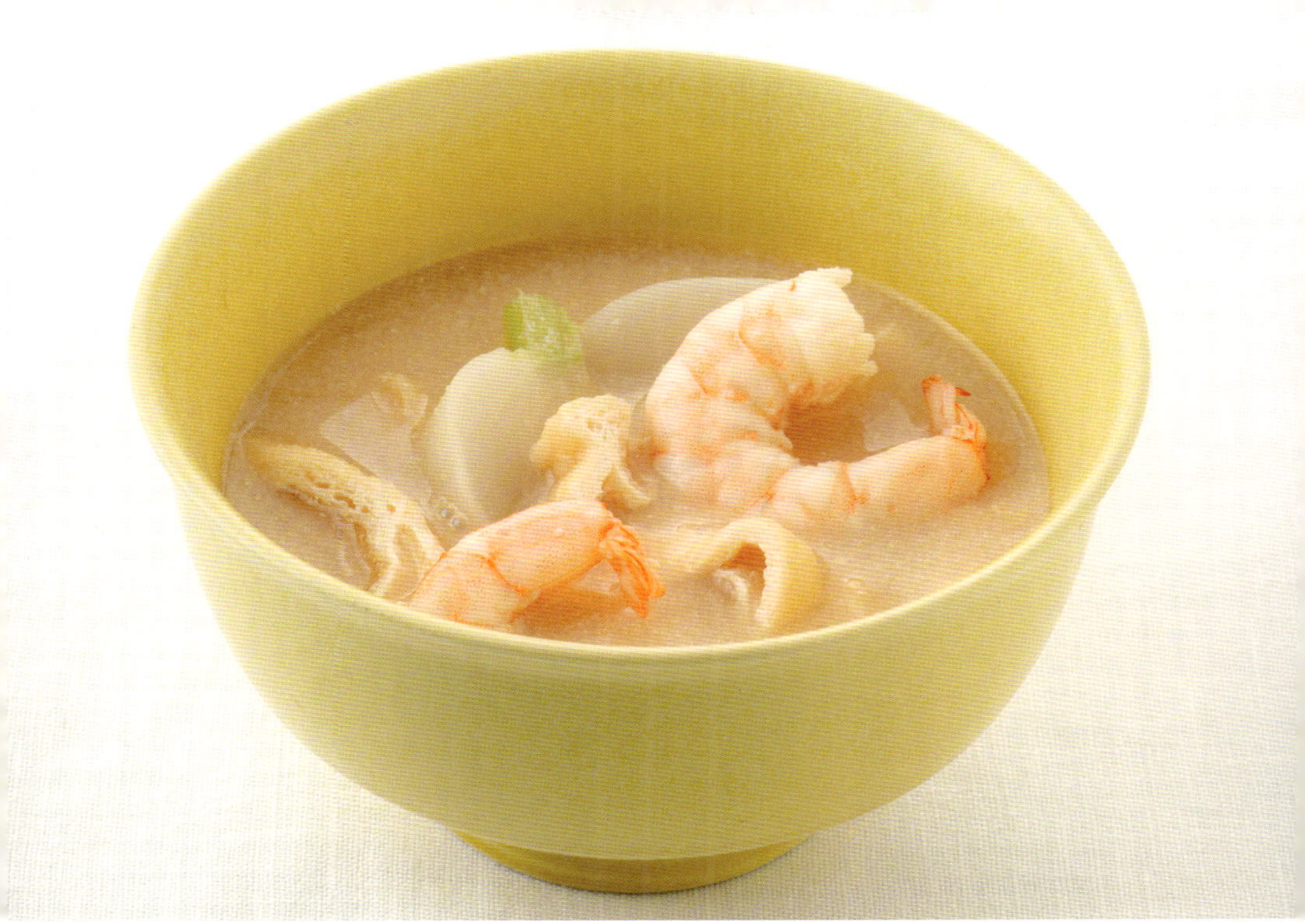

タウリンと乳酸菌をおいしくいただく!

かぶと油揚げとエビのヨーグルトみそ汁

・腸内環境を改善

・抗酸化作用

［1人分］
132kcal
食物繊維
1.5g

材料（2人分）

かぶ …… 1個
油揚げ …… 1/2枚
むきえび …… 4〜6尾
だし汁 …… 400ml
みそ …… 大さじ2
ヨーグルト …… 大さじ2

作り方

1 かぶは葉の部分を少し残して切り、皮をむいてくし切りにする。油揚げは細切りにする。
2 むきえびは背ワタをとり、塩水（分量外）で軽く洗った後、水で洗って水気を拭いておく。
3 鍋にだし汁と1を入れ、ふたをして中火で2〜3分ほど煮る。
4 ふたをとって2を入れ、火が通ったらみそを溶き入れる。
5 ヨーグルトを加えて混ぜ、火を止める。

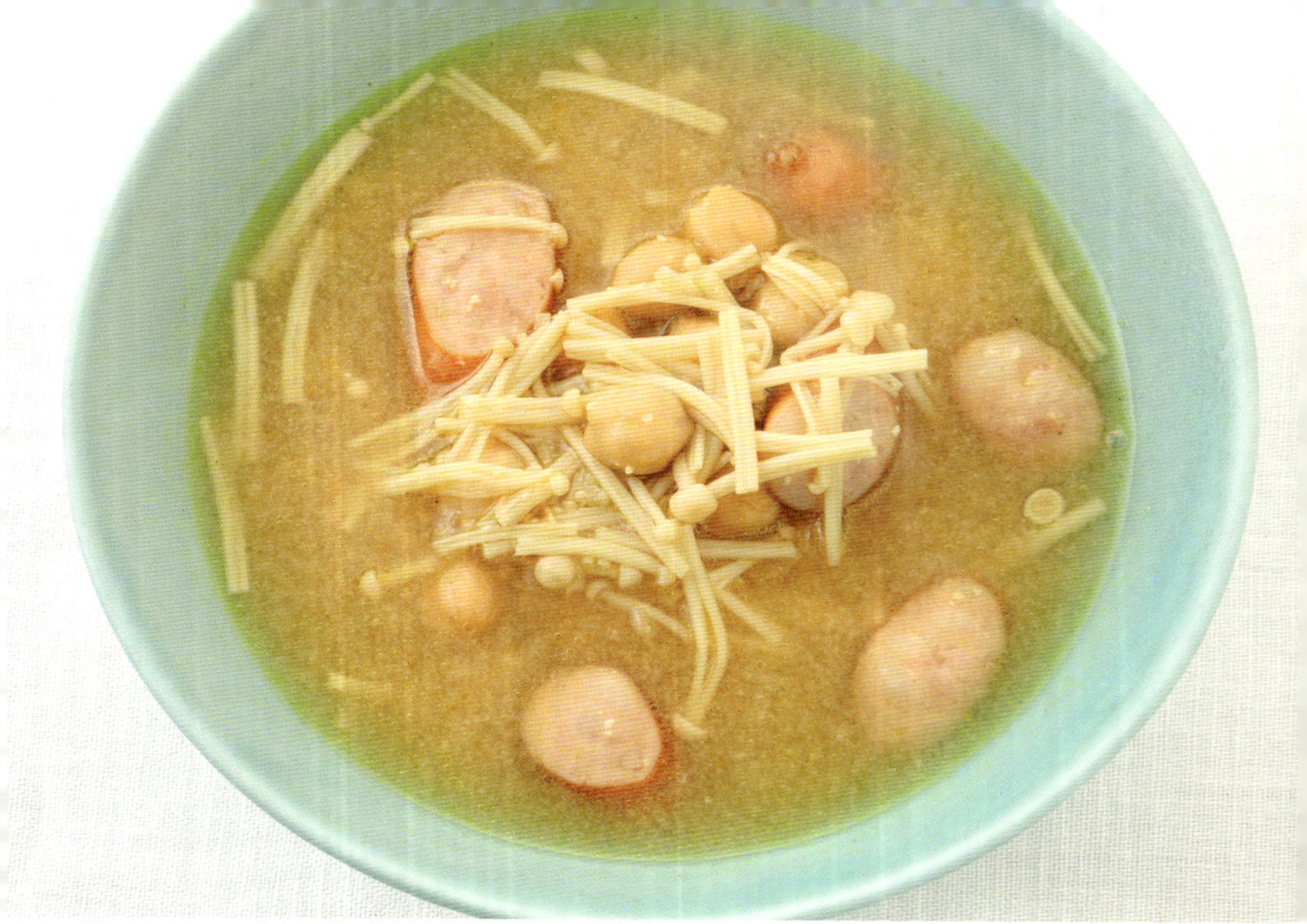

デトックス効果もある食べる漢方薬！

えのきとひよこ豆のカレーみそ汁

- ダイエット効果
- 生活習慣病予防

［1人分］
209kcal
食物繊維
5.0g

材料（2人分）

えのき
…… 1/2パック（50g）
ひよこまめ（水煮）
…… 1/2カップ（50g）
ソーセージ …… 2本
カレー粉 …… 小さじ1/2
サラダ油 …… 大さじ1
だし汁 …… 400ml
みそ …… 大さじ2

作り方

1 えのきは石突きをとり、2～3cmの長さに切る。ソーセージは輪切りにする。
2 鍋にサラダ油を熱し、1とひよこまめを炒める。カレー粉を加え、粉っぽさがなくなるまで炒めたらだし汁を加え、中火で2～3分ほど煮る。
3 みそを溶き入れ、火を止める。

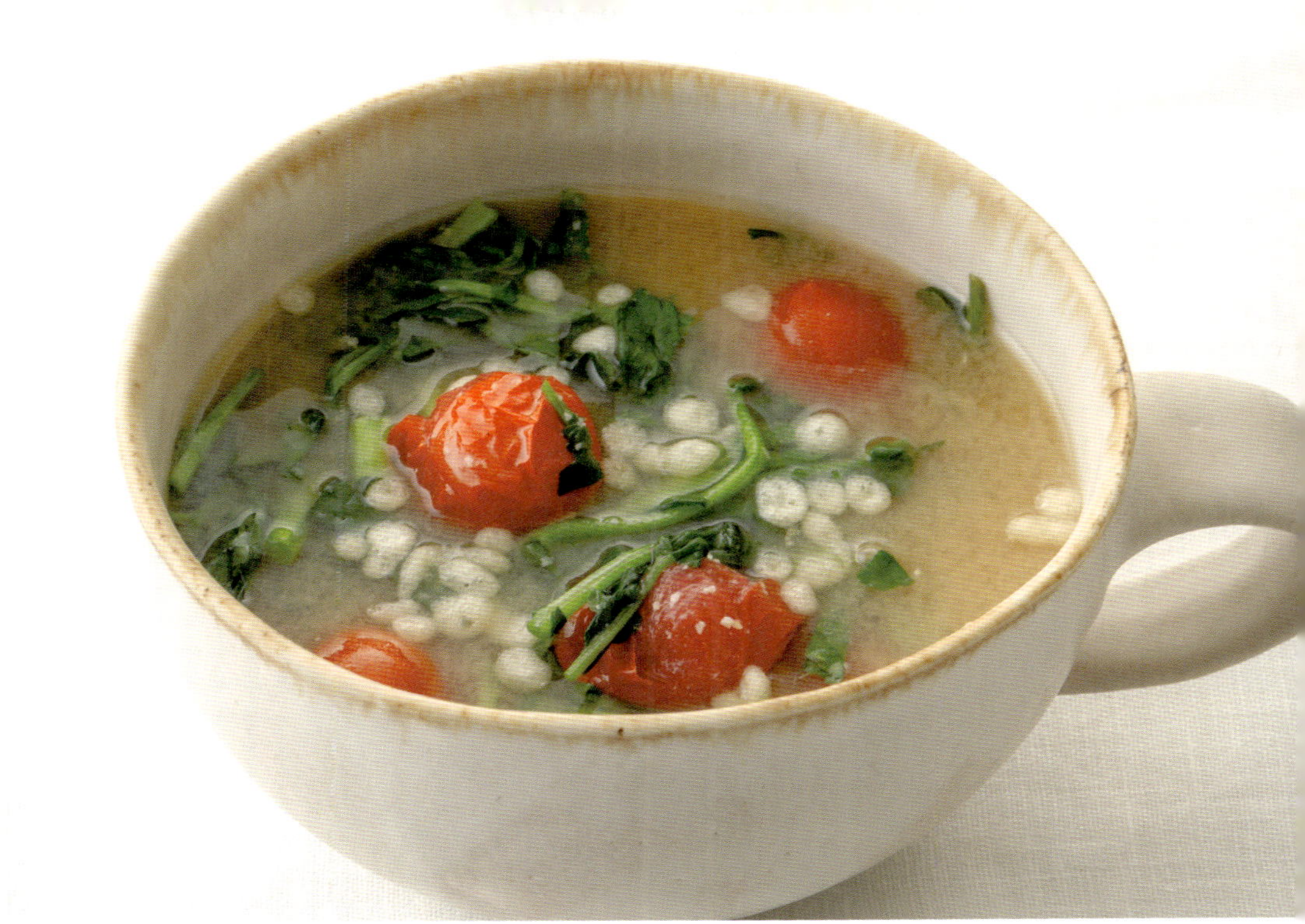

抗酸化力が高いスーパーフードをみそ汁で！

ミニトマトとクレソンの揚げ玉入りみそ汁

がん予防

殺菌効果

［1人分］
88kcal
食物繊維
1.9g

材料(2人分)

ミニトマト …… 10個
クレソン …… 1束
揚げ玉 …… 大さじ2
だし汁 …… 400ml
みそ …… 大さじ2

作り方

1 ミニトマトはへたをとる。クレソンは茎を1～2cmほどに、葉の部分はざく切りにする。
2 鍋にだし汁を入れて煮立たせ、1を入れる。
3 みそを溶き入れ、火を止める。器に盛り、揚げ玉を散らす。

ひと口メモ

体内で抗酸化物質を形成し、発がんを抑えるイソチオシアネート。同じアブラナ科の植物と比較しても、クレソンはイソチオシアネートが多く含まれています。

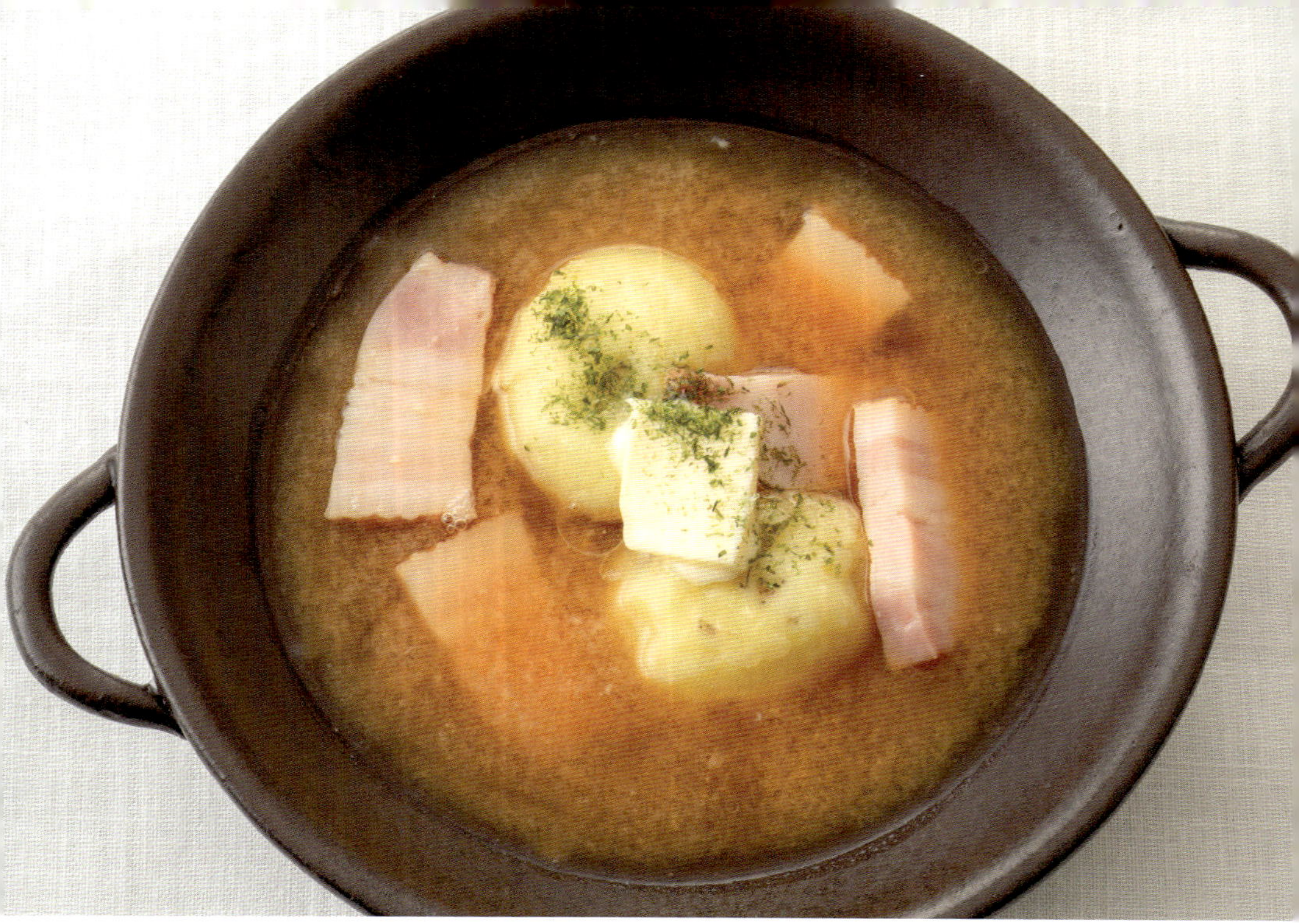

じゃがいものビタミンCなら熱に強い！

じゃがバタベーコンみそ汁

疲労回復

［1人分］
236kcal
食物繊維
2.5g

材料（2人分）

じゃがいも …… 2個
ベーコン …… 2枚
バター …… 10g（5g×2個）
だし汁 …… 400ml
みそ …… 大さじ2
青のり …… 少々

作り方

1 じゃがいもは洗って、皮つきのまま半分に切る。耐熱容器に入れてラップをし、600Wの電子レンジで3分加熱して皮をむく。ベーコンは短冊に切る。
2 鍋にだし汁と1を入れ、中火で2～3分ほど煮る。
3 みそを溶き入れ、火を止める。器に盛ってバターをのせ、青のりをふる。

ひと口メモ

体の細胞を作るタンパク質、疲労回復の効果があるビタミンB_1、免疫力をアップするビタミンCなど、ベーコンには栄養が満載。うま味が強く、食欲を刺激してくれます。

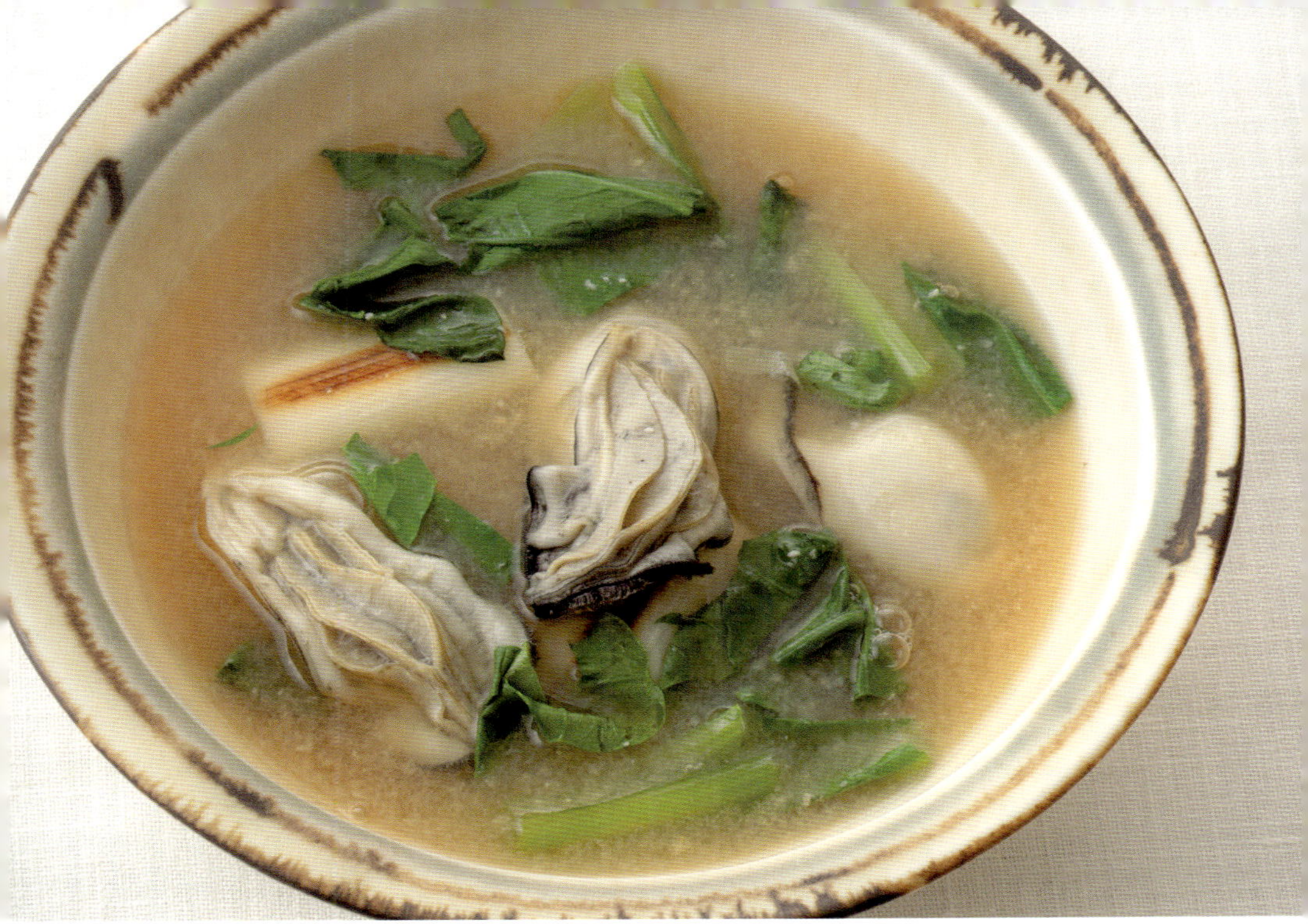

不足しがちな亜鉛を栄養満点のねぎとともに！

牡蠣と焼きねぎのみそ汁

疲労回復

アンチエイジング

［1人分］
86kcal
食物繊維
2.4g

材料（2人分）

牡蠣 …… 4〜6個
小松菜 …… 1株（40g）
ねぎ …… 1/3本
だし汁 …… 400ml
みそ …… 大さじ2

作り方

1 ボウルに牡蠣と片栗粉（分量外）を入れ、浸るくらいに水を入れ、手でやさしく洗う。水が汚れてきたら水を入れ替え、水が汚れなくなるまで2〜3回ほど洗う。小松菜は根を切り2〜3cmの長さに切る。
2 フライパンにぶつ切りにしたねぎを入れ、焼き色をつける。
3 鍋にだし汁を入れて煮立たせ、1と2を加えて中火で2〜3分ほど煮る。
4 みそを溶き入れ、火を止める。

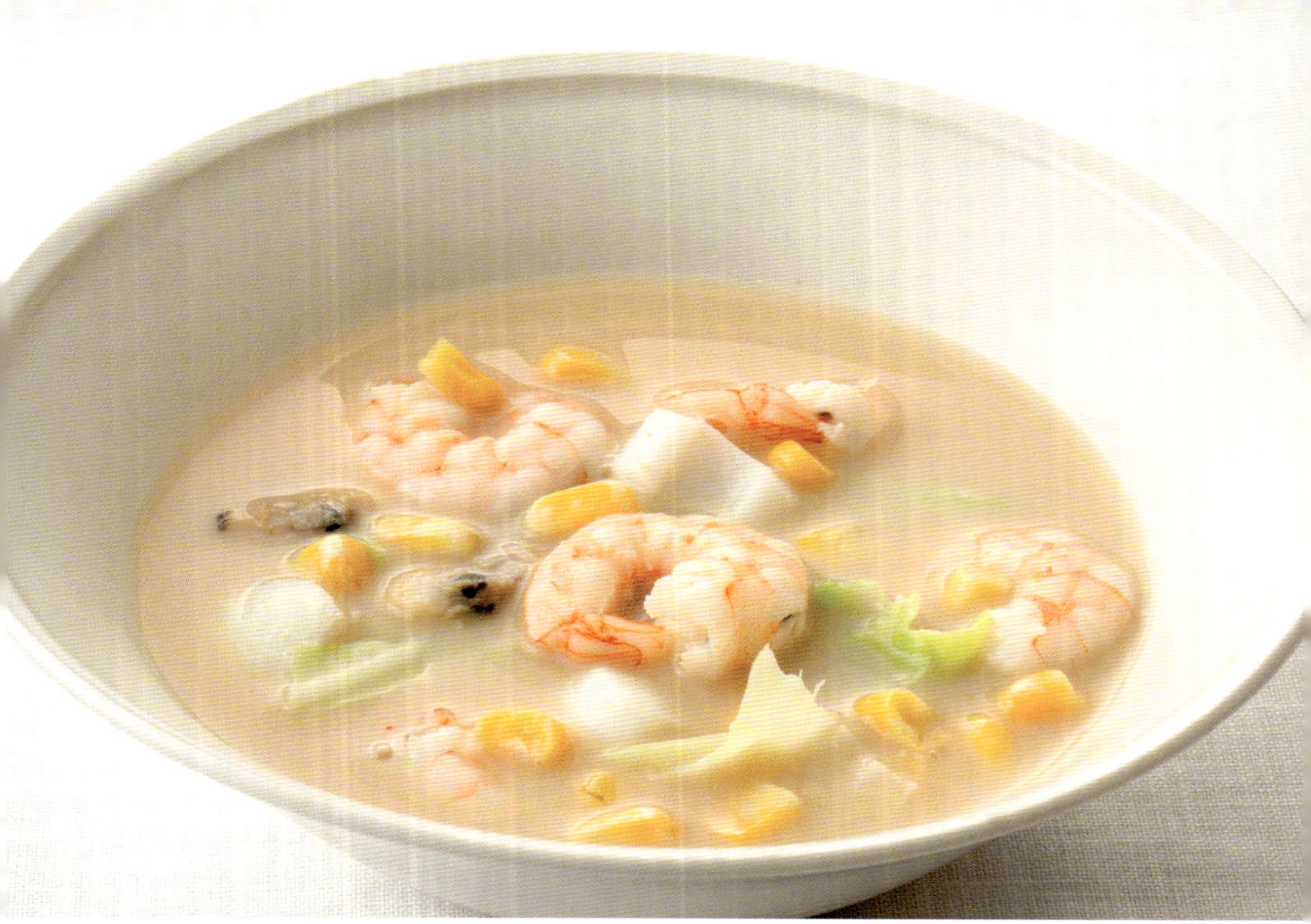

便利な冷凍シーフードで疲労回復！

ちゃんぽん風海鮮みそ汁

・アンチエイジング
・免疫力アップ

［1人分］
117kcal
食物繊維
1.8g

材料（2人分）

シーフードミックス
…… 1カップ（100g）
キャベツ …… 1枚（50g）
コーン …… 大さじ2
だし汁 …… 300ml
牛乳 …… 100ml
みそ …… 大さじ2

作り方

1 キャベツは手でひと口大にちぎる。
2 鍋にだし汁を入れて煮立たせ、シーフードミックス、キャベツ、コーンを加えてふたをし、中火で4～5分ほど煮る。
3 牛乳を加えてみそを溶き入れ、火を止める。

ひと口メモ

みそ汁に牛乳を加えると味がまろやかに。牛乳は免疫力を高め、細胞の老化を防ぐビタミンAや、細胞を再生し、脂質の代謝を助けるビタミン B_2 など、ビタミンの宝庫です。

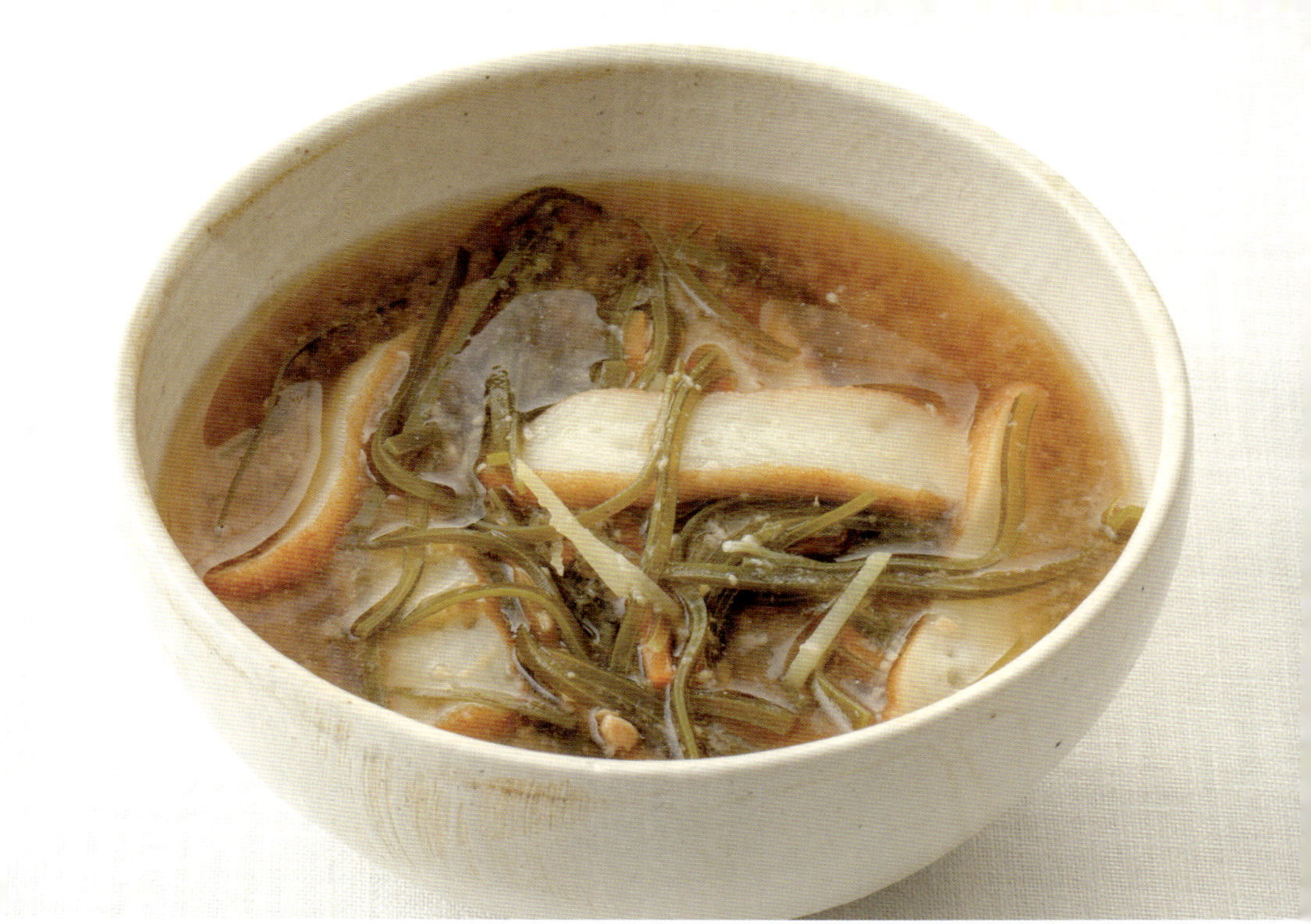

昆布のフコイダンで腸内環境を整える

クーブイリチー風みそ汁

免疫力アップ

材料(2人分)

戻し昆布(だしを取ったあとの昆布)……50g
にんじん……20g
しょうが……1/2片(5g)
さつま揚げ……2枚
サラダ油……大さじ1/2
だし汁……400ml
みそ……大さじ2

作り方

1 昆布とにんじん、しょうがは千切りに、さつまあげは短冊に切る。
2 鍋にサラダ油を熱し、中火で1を炒める。
3 だし汁を加え、中火で1～2分ほど煮る。
4 みそを溶き入れ、火を止める。

[1人分]
120kcal
食物繊維
2.6g

ひと口メモ

しょうがには血管拡張作用があり、血行をよくすることで白血球の免疫機能をアップさせます。有効成分のほとんどが皮のそばに集まっているので、皮ごと使いましょう。

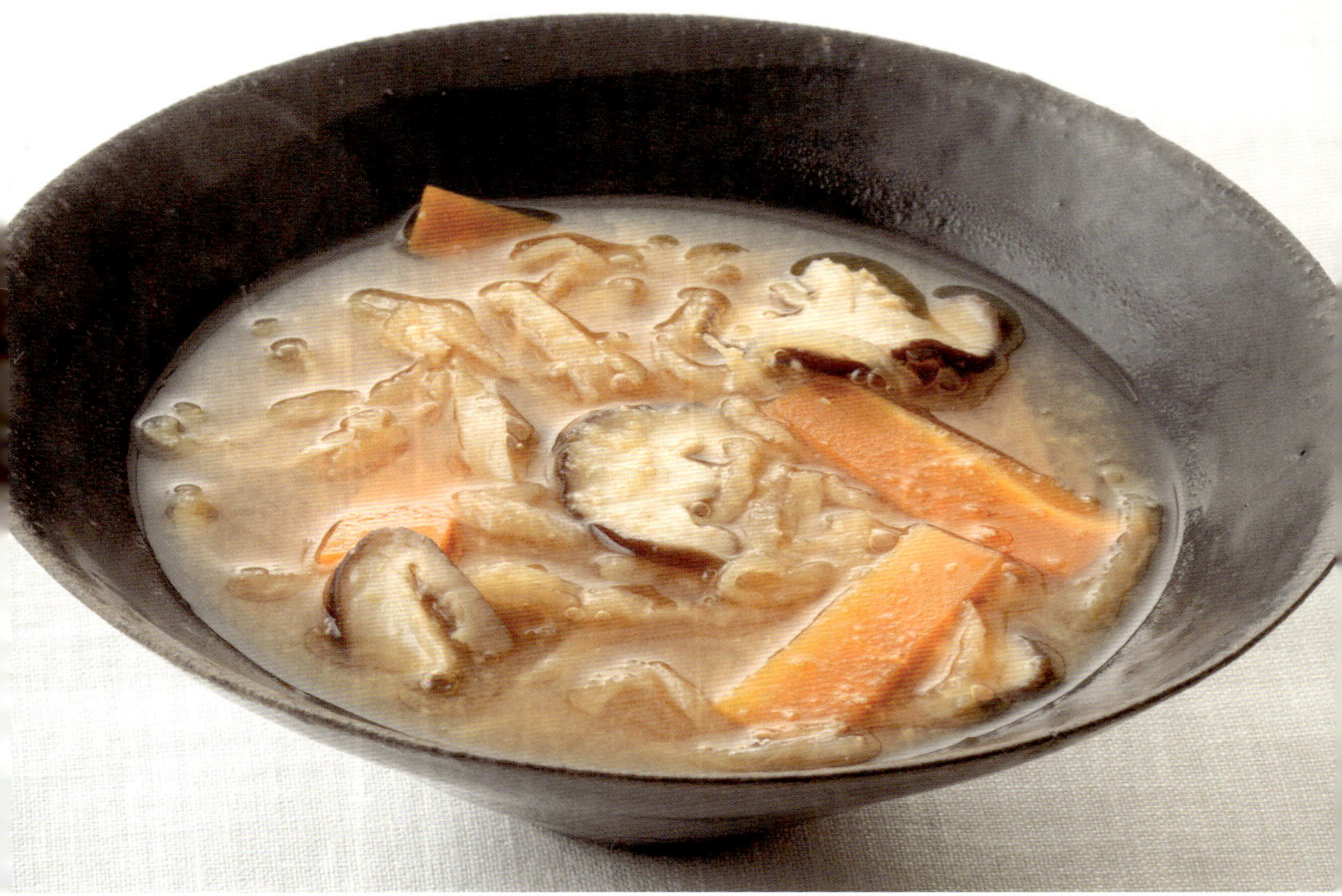

カルシウム、鉄分をこの1杯に凝縮！

切り干しだいこんのみそ汁

便秘解消

［1人分］
59kcal
食物繊維
2.6g

材料（2人分）

切り干しだいこん ……… 10g
にんじん ……… 20g
しいたけ ……… 1枚
だし汁 ……… 400ml
みそ ……… 大さじ2

作り方

1 切り干しだいこんは水（分量外）に10分浸けて戻し、水気を絞ってざく切りにする。にんじんは短冊に、しいたけは5mm幅の薄切りにする。
2 鍋にだし汁と1を入れてふたをし、弱中火で3～4分ほど煮る。
3 みそを溶き入れ、火を止める。

ひと口メモ
切り干しだいこんは食物繊維たっぷり。天日干しされたことでうま味が凝縮し、カルシウムや鉄分、ビタミンB群など、栄養素の含有量が生よりも多くなっています。

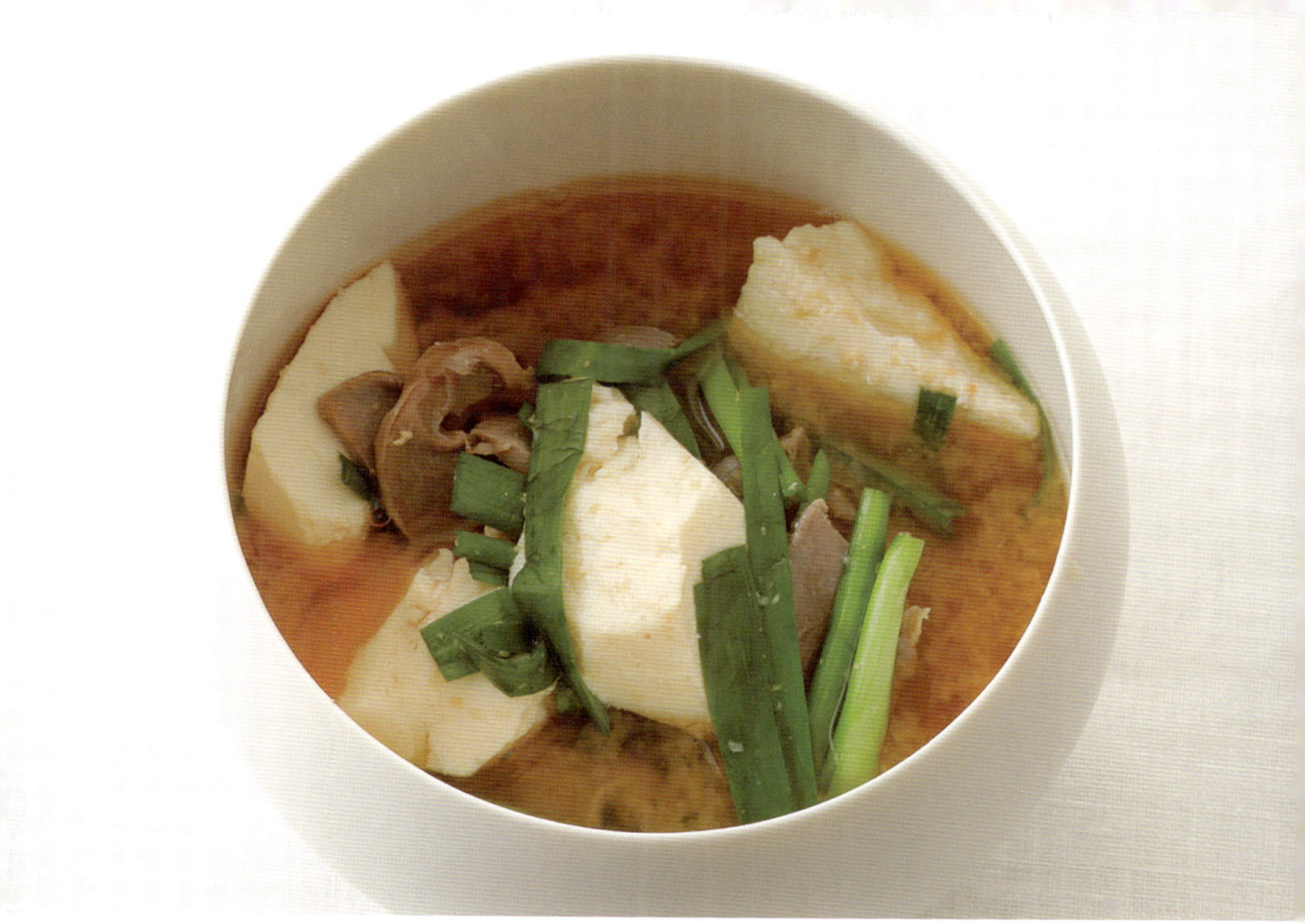

にらのアリシンと鉄分は女性の見方！

砂肝とにらのみそ汁

免疫力アップ
がん予防

［1人分］
93kcal
食物繊維
1.3g

材料（2人分）

砂肝 …… 80g
にら …… 5～6本
絹豆腐 …… 50g
だし汁 …… 400ml
みそ …… 大さじ2

作り方

1 にらは3～4cmの長さに切る。砂肝は半分に切り、白い皮をむいてとり去る。
2 鍋にだし汁を入れて煮立たせ、砂肝を入れ、あくをとりながら中火で1～2分ほど煮る。
3 にら、絹豆腐を崩しながら加える。
4 再沸騰したらみそを溶き入れ、火を止める。

ひと口メモ
砂肝に含まれる亜鉛は、免疫力を高め、皮膚や粘膜の健康を保つ働きがあります。亜鉛が不足すると味覚障害が起こることも。にらは、がんを遠ざけるビタミンA、C、Eが豊富。

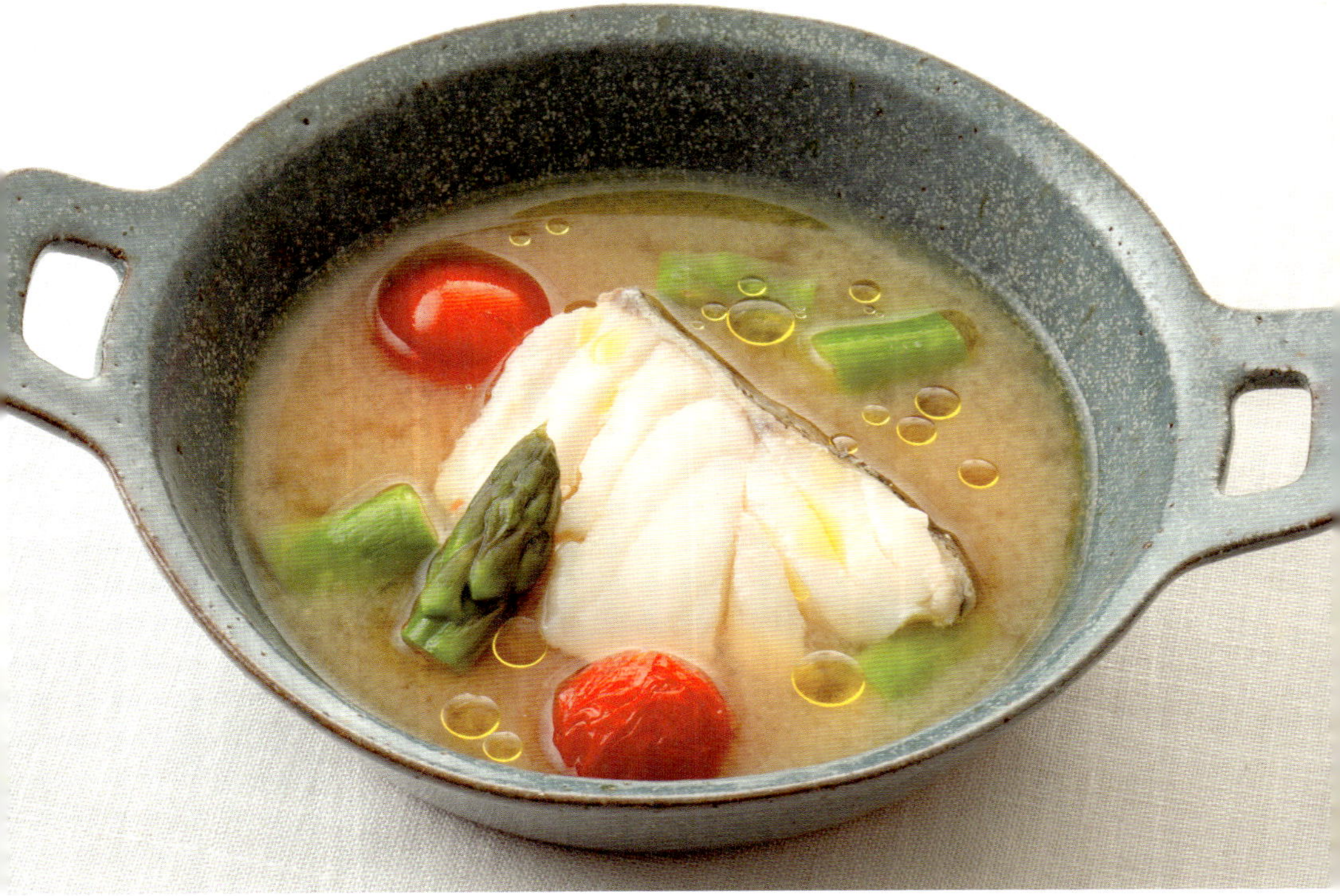

良質なたんぱく質をアスパラギン酸とともに！

アクアパッツァ風みそ汁

高血圧予防

生活習慣病予防

［1人分］
103kcal
食物繊維
1.8g

材料（2人分）

たら …… 1枚（80g）
ミニトマト …… 4～6個
アスパラガス …… 1本
にんにく …… 1/2片
オリーブ油 …… 小さじ1
だし汁 …… 400ml
みそ …… 大さじ2

作り方

1 たらは半分に切る。ミニトマトはへたをとる。アスパラは袴をピーラーで削いで斜め切りに、にんにくはみじん切りにする。

2 鍋にオリーブ油を熱し、にんにくを炒める。香りが立ってきたら、たらを入れ、両面色よく焼く。

3 2にだし汁、アスパラ、ミニトマトを入れてふたをし、弱中火で2～3分ほど煮る。

4 みそを溶き入れ、火を止める。

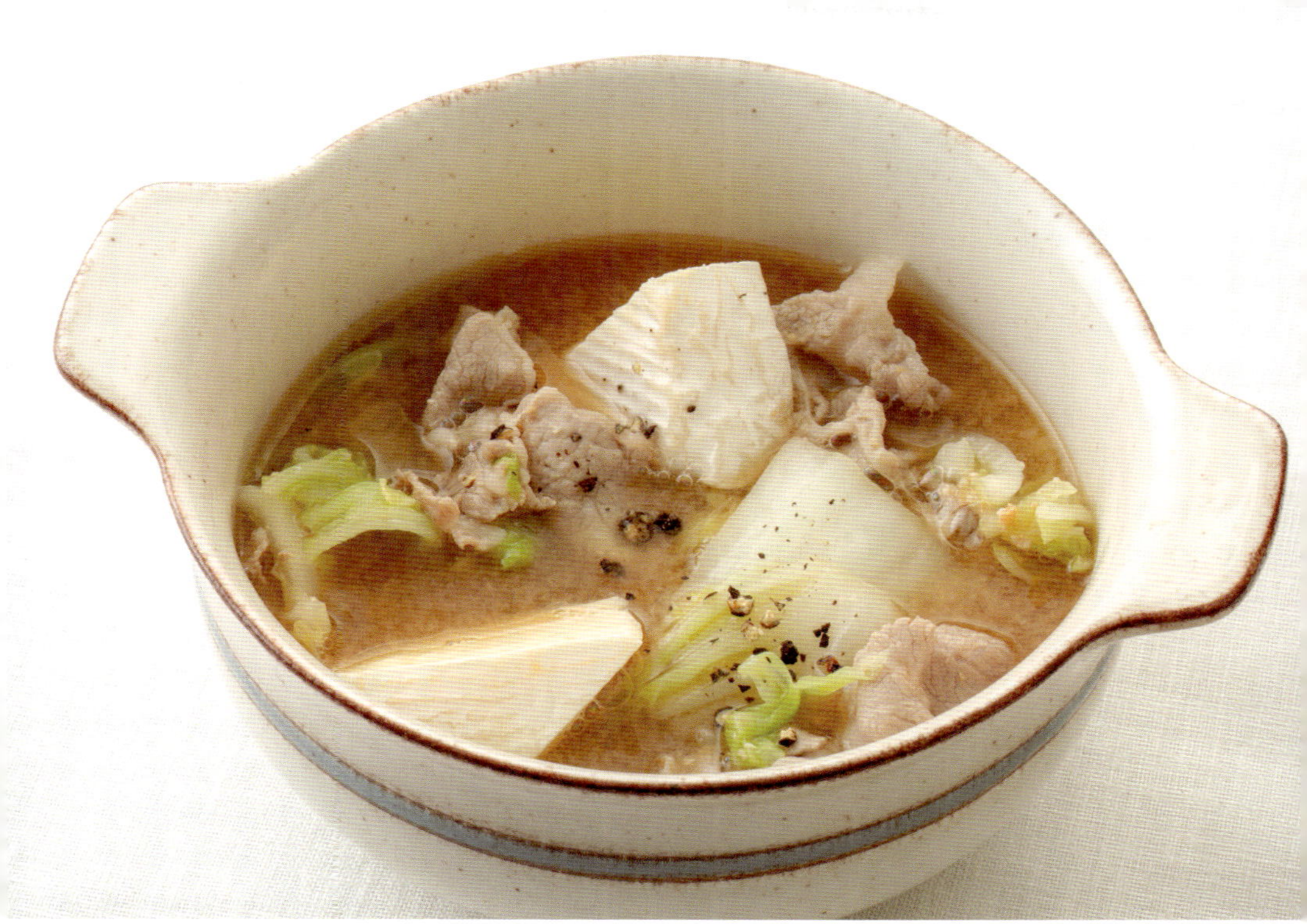

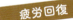

東西の発酵食のおいしいコラボ!

豚肉とはくさいのカマンベールみそ汁

疲労回復

［1人分］
164kcal
食物繊維
1.6g

材料（2人分）

豚こま切れ肉 …… 50g
はくさい …… 100g
カマンベールチーズ …… 30g
だし汁 …… 400ml
みそ …… 大さじ2
あらびき黒コショウ …… 少々

作り方

1 はくさいは葉と軸に分け、葉の部分はざく切りに、軸の部分はひと口大の削ぎ切りにする。
2 鍋にだし汁とはくさいの軸を入れ、ふたをして中火で1～2分ほど煮る。
3 ふたをとり、豚肉をほぐしながら入れる。はくさいの葉を加え、あくをとりながら中火で2～3分ほど煮る。
4 みそを溶き入れ、火を止める。器に盛り、カマンベールチーズをのせ、黒コショウを散らす。

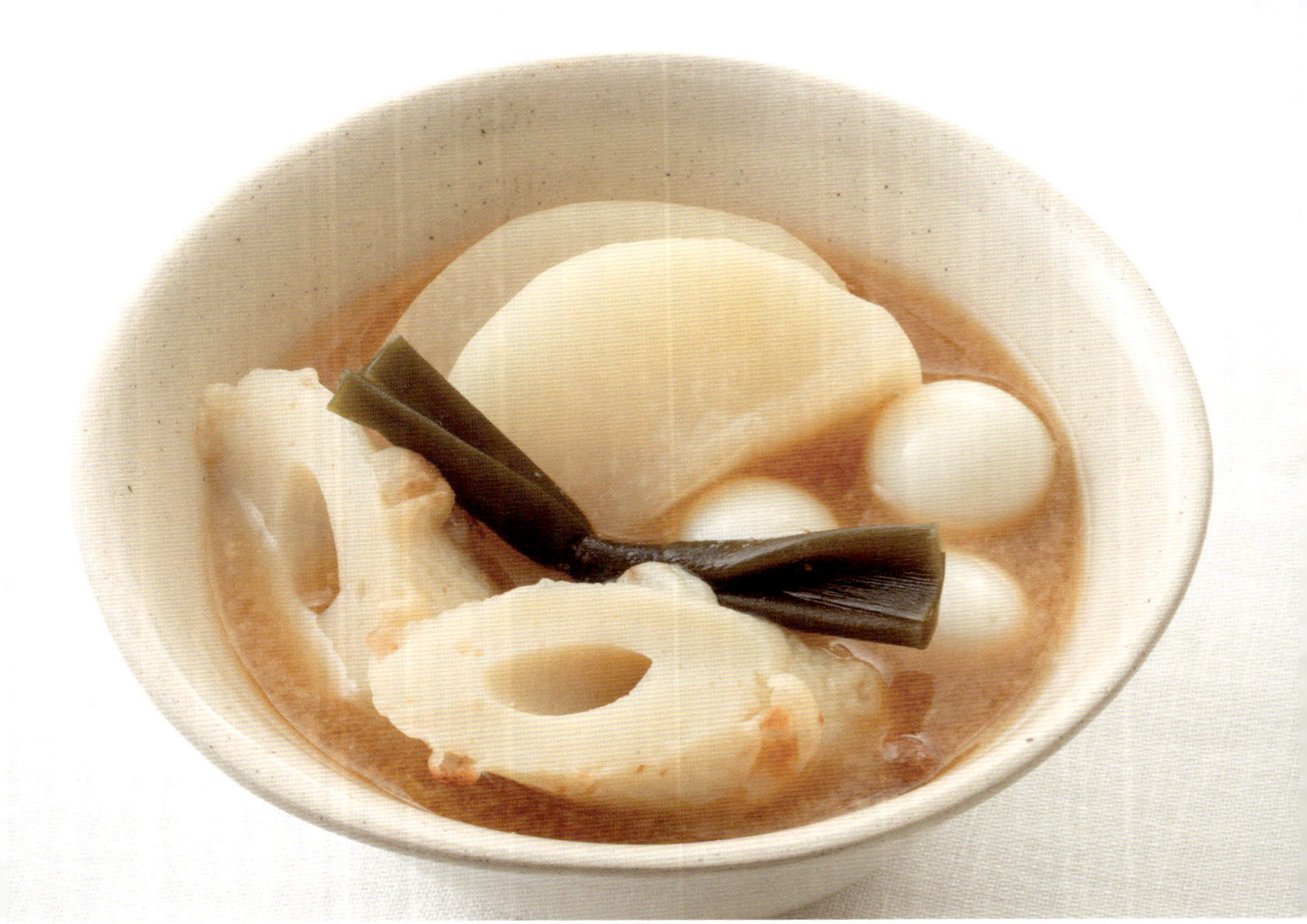

ローカロリーなのに栄養バランスばっちり！

おでん風みそ汁

腸内環境を改善

［1人分］
161kcal
食物繊維
2.3g

材料（2人分）

だいこん……150g
うずらの卵（水煮）……6個
焼きちくわ……1本
結び昆布（乾燥）……2個
だし汁……400ml
みそ……大さじ1
みりん……大さじ1/2

作り方

1 だいこんは皮をむいて1.5cm幅の半月切りにし、600Wの電子レンジで3分加熱する。焼きちくわは半分の長さに切り、それぞれを斜め半分に切る。
2 鍋にだし汁、1、うずらの卵、結び昆布を入れてふたをし、中火で4～5分ほど煮る。
3 みそを溶き入れ、みりんを加えて味を調え、火を止める。

ひと口メモ
昆布をゆでたときに出るぬめりの正体は、アルギン酸、フコイダンなどの水溶性食物繊維。腸内での糖質の吸収を穏やかにし、コレステロール値が急に上がるのを防ぎます。

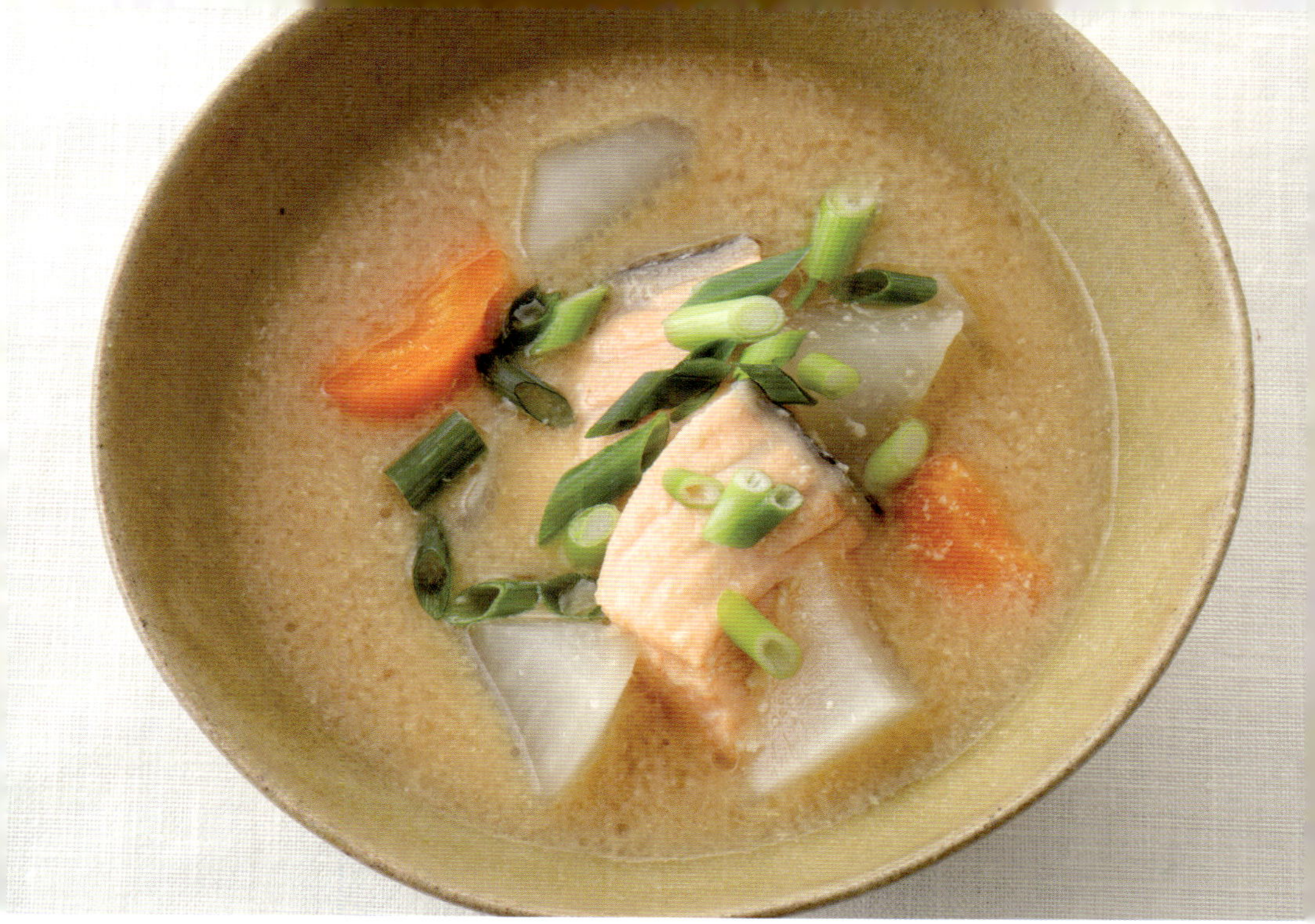

食べる点滴・酒粕と鮭の栄養をみそ汁で！

鮭の粕汁

便秘解消

高血圧予防

［1人分］
172kcal
食物繊維
2.9g

材料（2人分）

生鮭 …… 小2枚（100g）
酒粕 …… 50g
だいこん …… 50g
にんじん …… 20g
だし汁 …… 400ml
みそ …… 大さじ2
万能ねぎ（小口切り）
…… 適量

作り方

1 鮭はひと口大に切る。だいこん、にんじんは小さめの乱切りにする。酒粕はだし汁 100ml で溶きのばしておく。
2 鍋に残りのだし汁、だいこん、にんじんを入れてふたをし、野菜が柔らかくなるまで中火で 3 ～ 4 分ほど煮る。
3 ふたをとって鮭を加え、鮭に火が通ったらだしで溶いた酒粕を加える。
4 みそを溶き入れ、火を止める。器に盛り、万能ねぎを散らす。

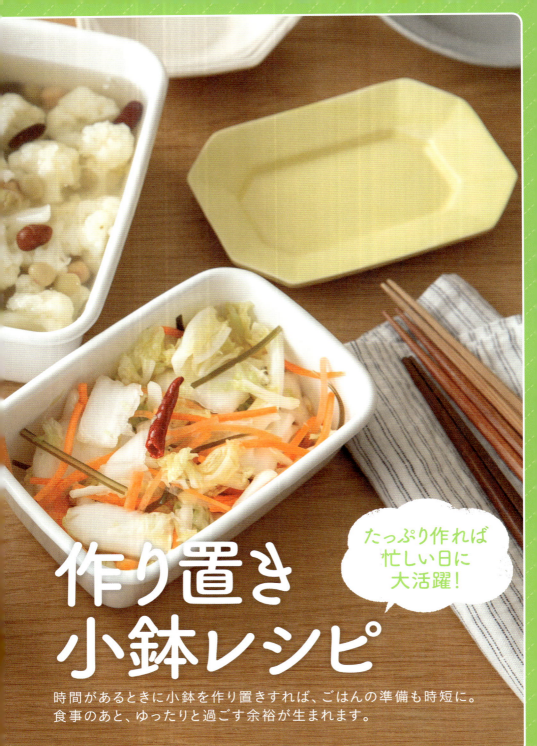

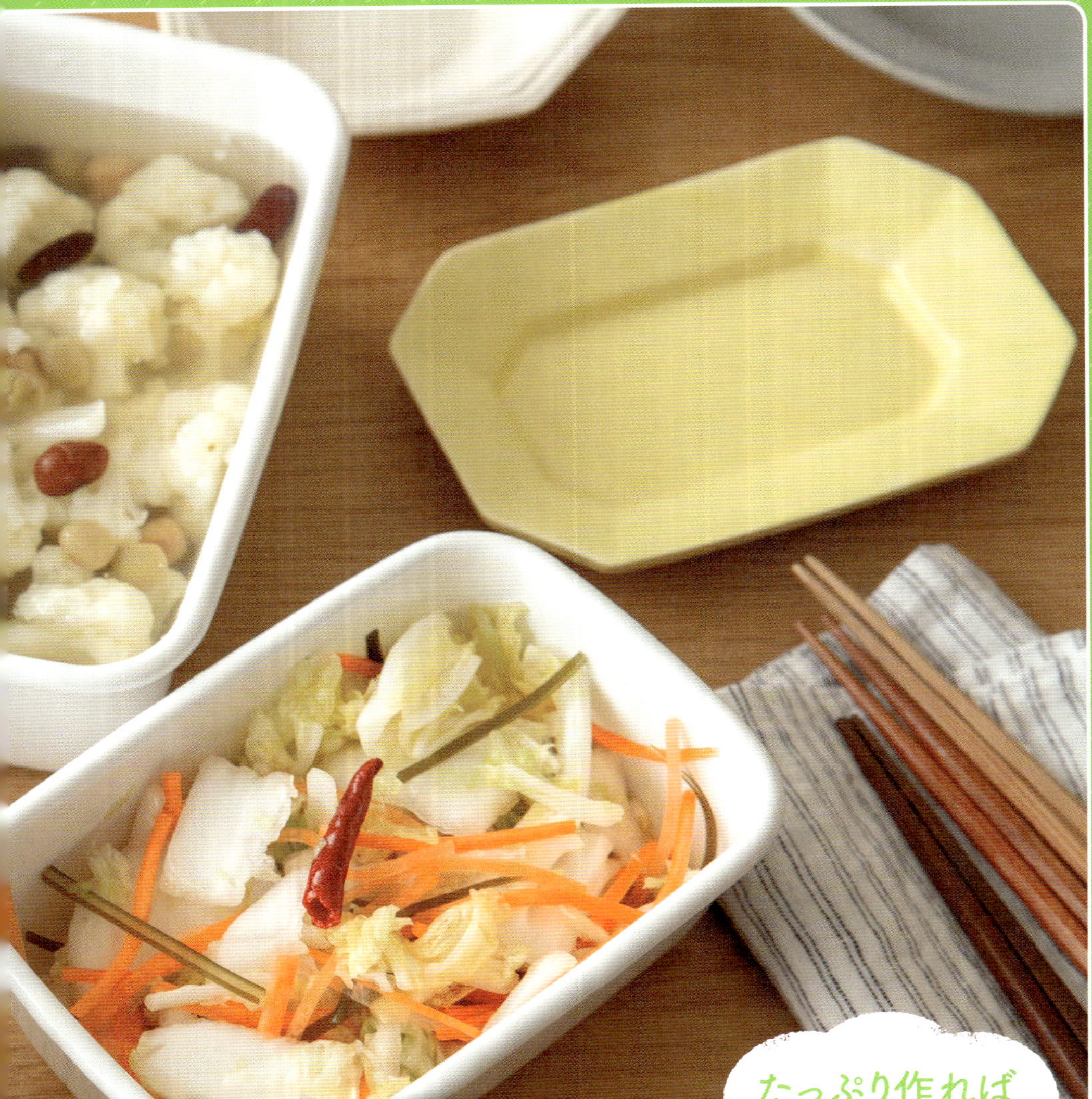

たっぷり作れば
忙しい日に
大活躍！

作り置き
小鉢レシピ

時間があるときに小鉢を作り置きすれば、ごはんの準備も時短に。
食事のあと、ゆったりと過ごす余裕が生まれます。

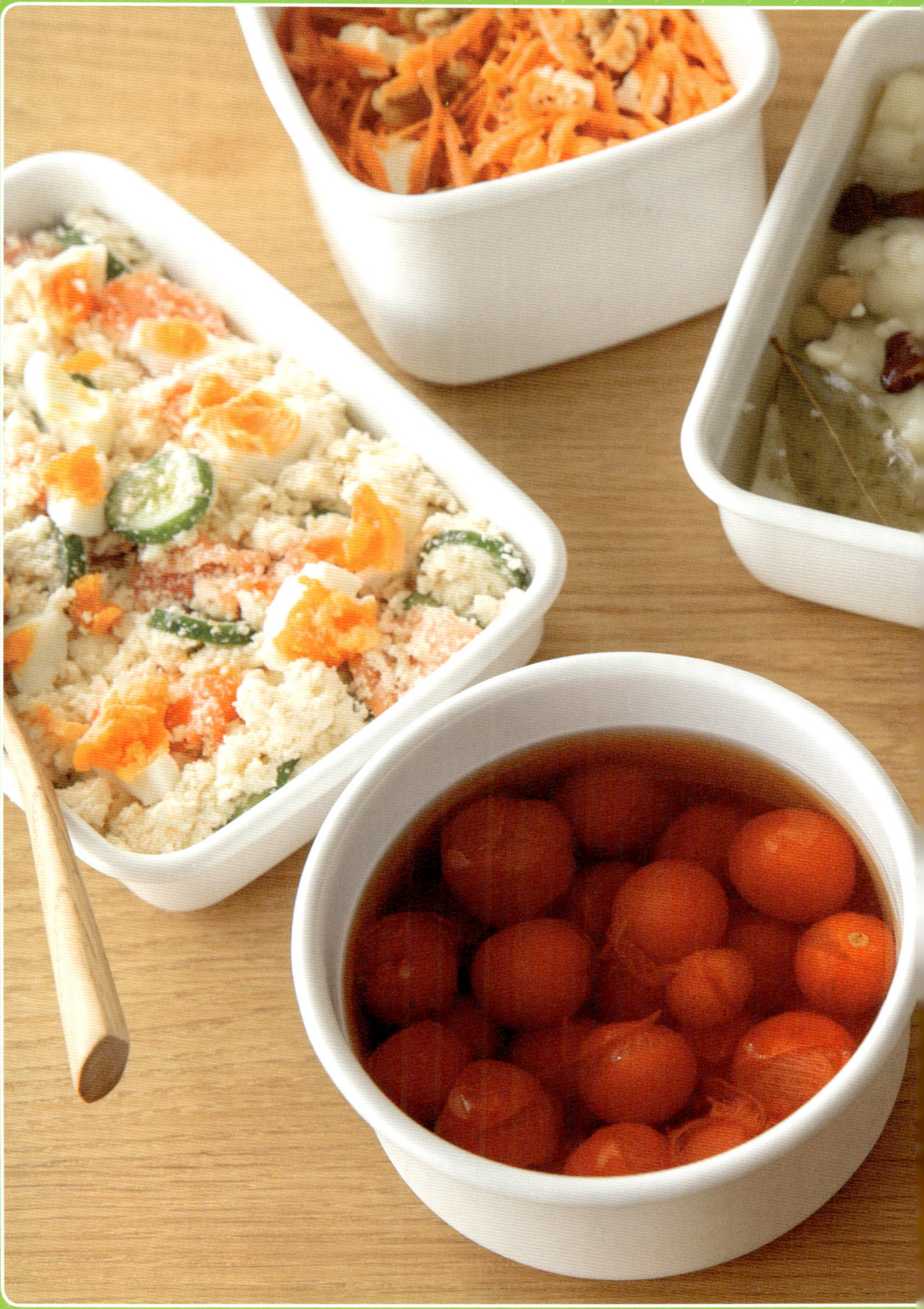

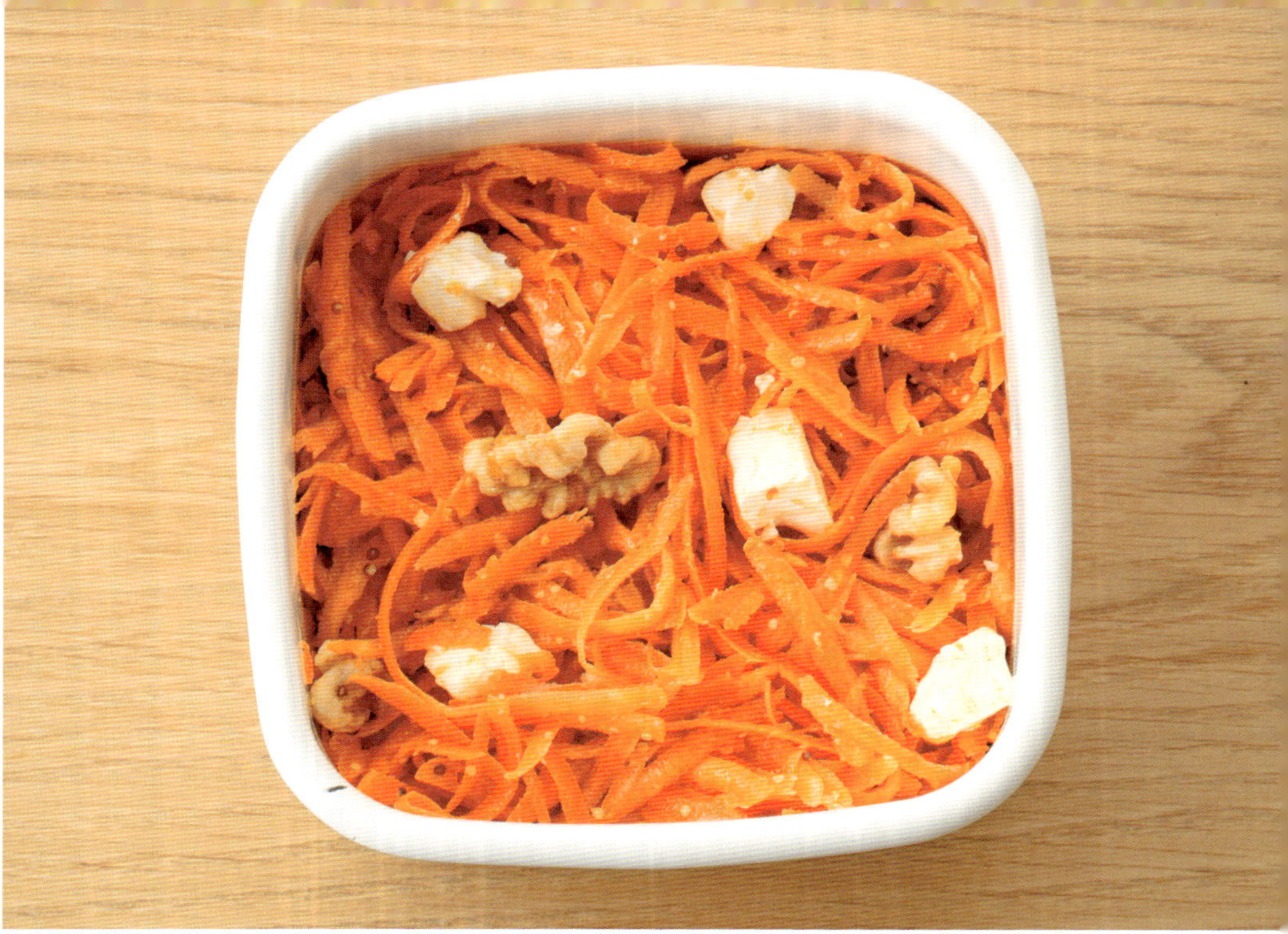

β-カロテンとオメガ3脂肪酸を一緒に！

にんじんとくるみのラペサラダ

生活習慣病予防

材料（2人×3日分）

にんじん……2本
くるみ……40g
クリームチーズ……40g
Ⓐ
粒マスタード……大さじ2
オリーブ油……大さじ3
酢……大さじ3
きび糖……小さじ1と1/2

作り方

1. にんじんは皮をむき、スライサーで千切りにする。くるみは手で粗く砕く。クリームチーズは手で粗くちぎる。
2. 容器にⒶを入れてよく振り、ドレッシングを作る。
3. ボウルに1を入れ、2を加えて和える。

［1人分］
162kcal
食物繊維
2.1g

ひとロメモ

β-カロテンは体に入るとビタミンAに変化。野菜の中でβ-カロテンを特に多く含んでいるにんじんは、生活習慣病を防ぐ抗酸化作用や、免疫力を上げる効果があります。

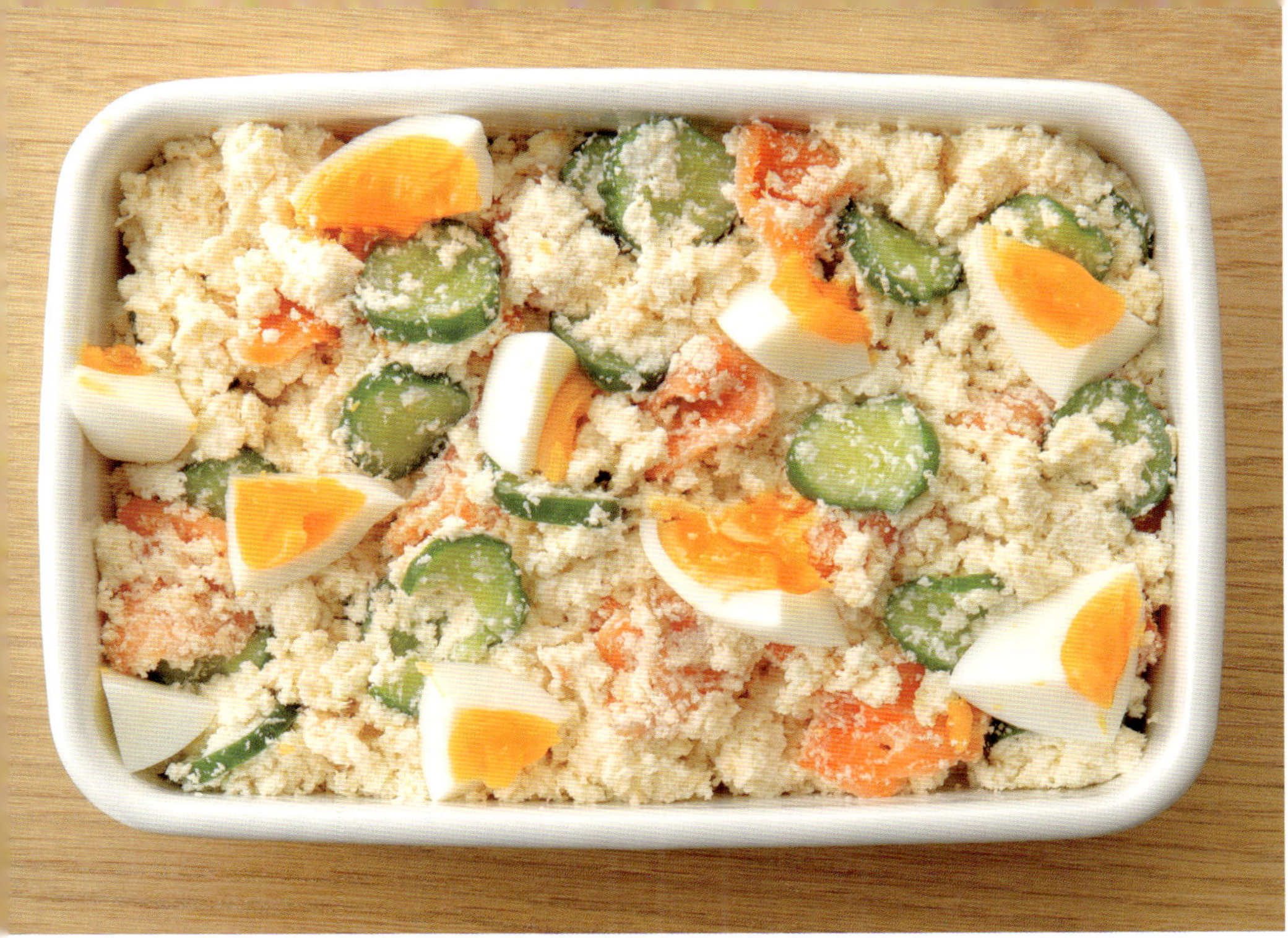

大豆サポニンが脂肪の蓄積を防ぐ

スモークサーモンとおからのサラダ

がん予防

便秘改善

［1人分］
299kcal

食物繊維
9.8g

材料（2人×3日分）

スモークサーモン ……… 70g
きゅうり ……… 1本
ゆで卵 ……… 2個
おから ……… 500g
塩 ……… 小さじ1/4

Ⓐ
マヨネーズ ……… 120g
牛乳 ……… 150ml
塩 ……… 小さじ1/2
こしょう ……… 少々

作り方

1 スモークサーモンは半分の大きさに切る。きゅうりは5mm幅の輪切りにして塩をふり、しんなりしてきたら水気を絞る。ゆで卵は粗く刻む。

2 ボウルにおからを入れてⒶを混ぜ、均一に混ざったらサーモン、きゅうりを加えて混ぜ、ゆで卵を散らす。

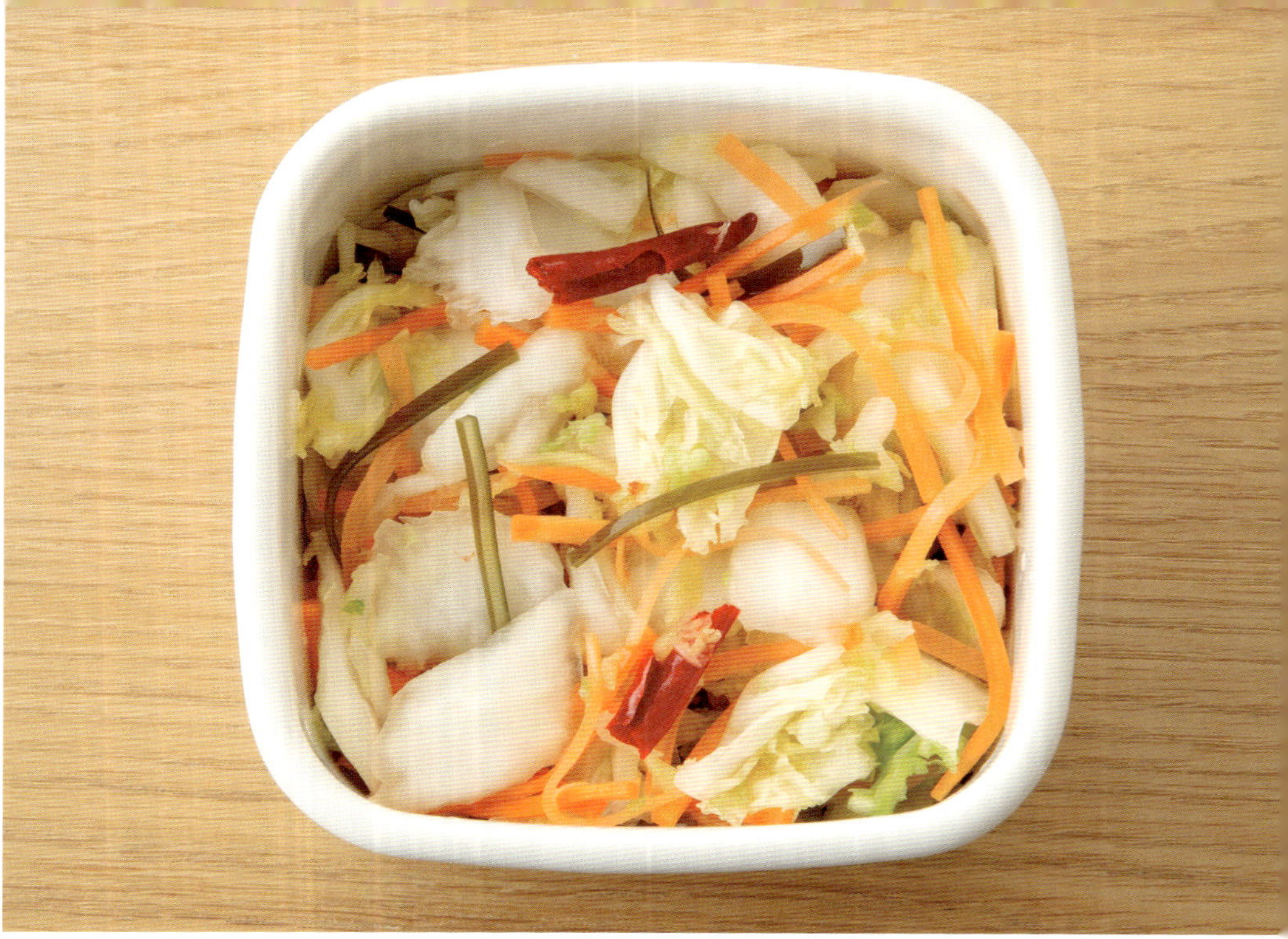

水溶性ビタミンをたっぷり食べられる！

はくさいの昆布漬け

がん予防

材料（2人×3日分）

はくさい ……… 1/4株（500g）
にんじん ……… 1/2本（80g）
戻し昆布（だしをとったあとの昆布）……… 1枚
唐辛子（乾燥）……… 1本
塩 ……… 小さじ2

作り方

1 はくさいは軸の部分はひと口大の削ぎ切りに、葉はざく切りにする。にんじん、昆布は千切りにする。唐辛子は種をとり、適当な大きさにちぎる。

2 1と塩をポリ袋に入れてよく揉み、水気を絞る。

［1人分］
18kcal
食物繊維
1.6g

ひと口メモ

はくさいの辛味成分はイソチオシアネートといい、血行をよくしたり、がんを予防する働きがあるとされています。加熱しても劣化しないので、いろいろな料理に使えます。

漬け物

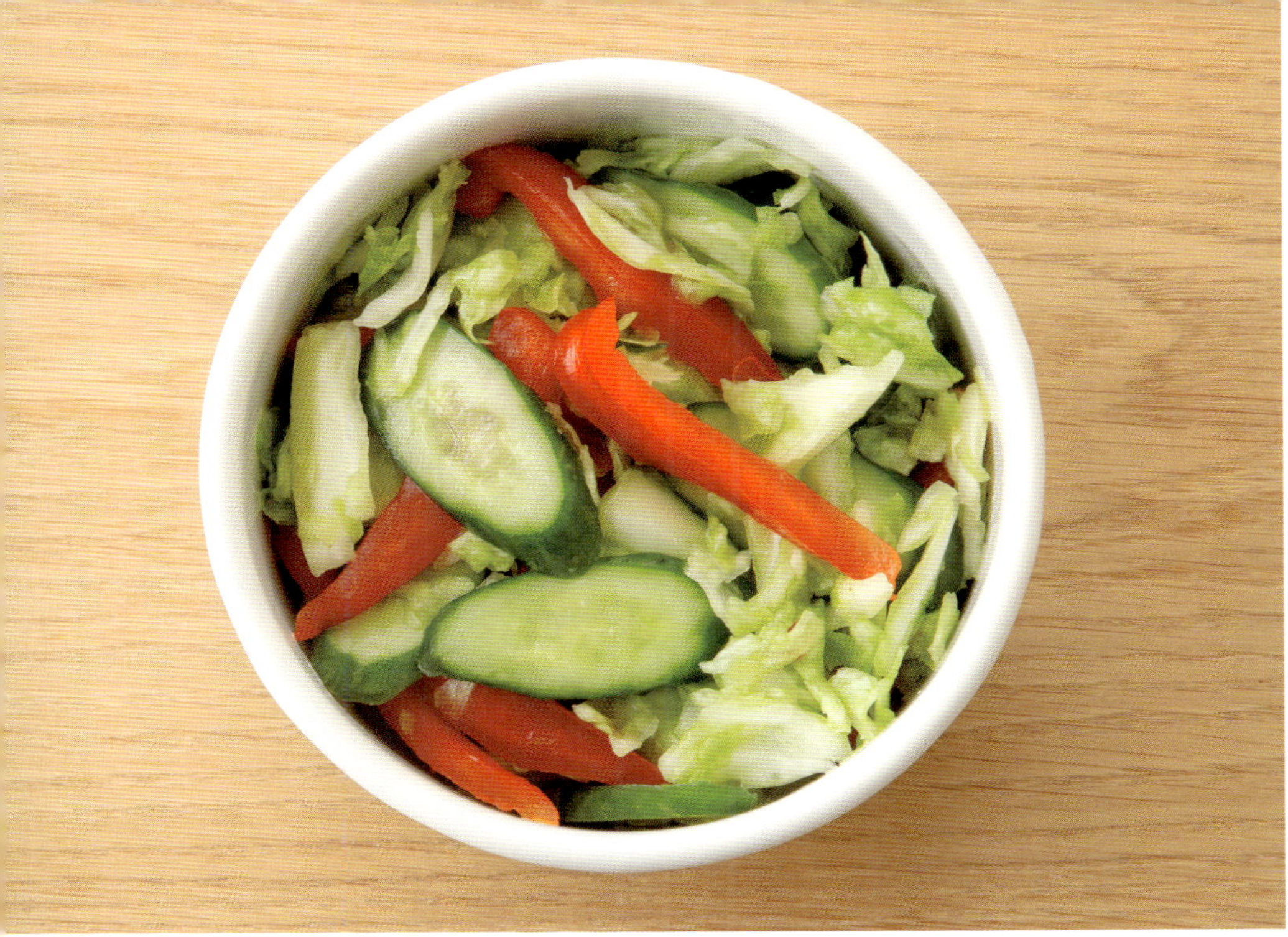

ビタミンとカロテンをギュギュっと！

きゅうりとキャベツとパプリカの浅漬け

・アンチエイジング

［1人分］
18kcal
食物繊維
1.2g

材 料（2人×3日分）

きゅうり …… 2本
キャベツ …… 200g
パプリカ …… 1個
塩 …… 小さじ2

作り方

1 きゅうりは斜め薄切りに、パプリカは細切りにする。キャベツは手でひと口大にちぎる。
2 1と塩をポリ袋に入れてよく揉み、水気を絞る。

ひと口メモ

キャベツはコラーゲンの合成を助けるビタミンCが豊富で、肌にいい食材。有効成分の多くが外側の葉と芯に集中しているので、芯まで残さず使い切るようにしましょう。

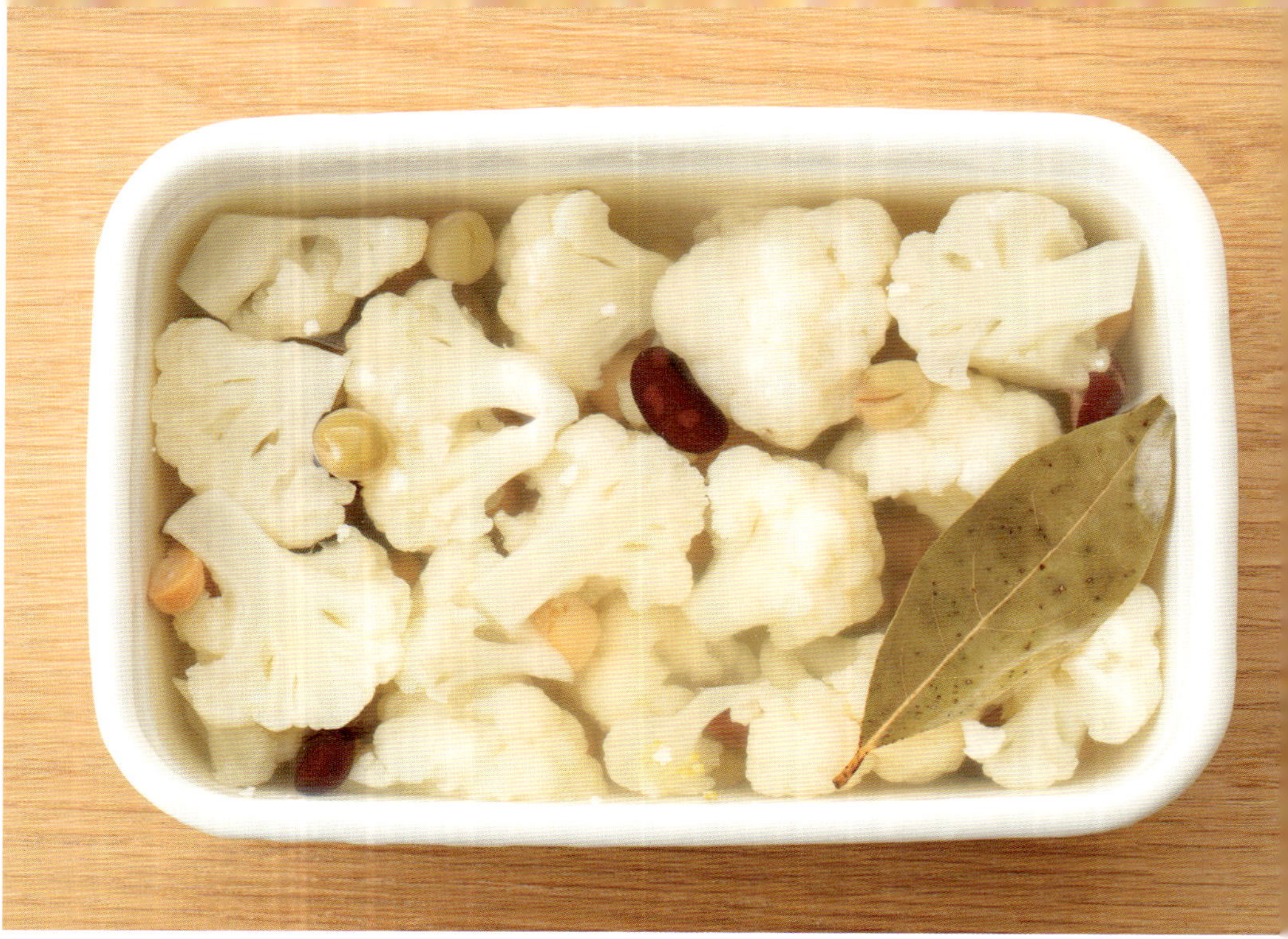

糖をエネルギーに変え体すっきり！

カリフラワーと ミックスビーンズのピクルス

ダイエット効果

便秘解消

［1人分］
44kcal
食物繊維
3.7g

材料（2人×3日分）

カリフラワー …… 300g
ミックスビーンズ …… 100g

Ⓐ
- 酢 …… 200ml
- 水 …… 200ml
- 砂糖 …… 大さじ3
- 塩 …… 大さじ1/2
- ローリエ …… 1枚

作り方

1. カリフラワーは小房に分ける。ミックスビーンズは水気を切る。
2. フライパンに1とカップ1杯の水（分量外）を入れ、ふたをして3分ほど蒸す。
3. 保存容器にⒶを入れ、砂糖が溶けるまでよく混ぜる。
4. 2をざるにあげ、熱いうちに3に入れる。

ひと口メモ

カリフラワーに含まれる不溶性食物繊維には、腸を刺激して蠕動《ぜんどう》運動を起こし、便通を促す役割があります。腸内環境を整え、デトックスやむくみ解消にも役立ちます。

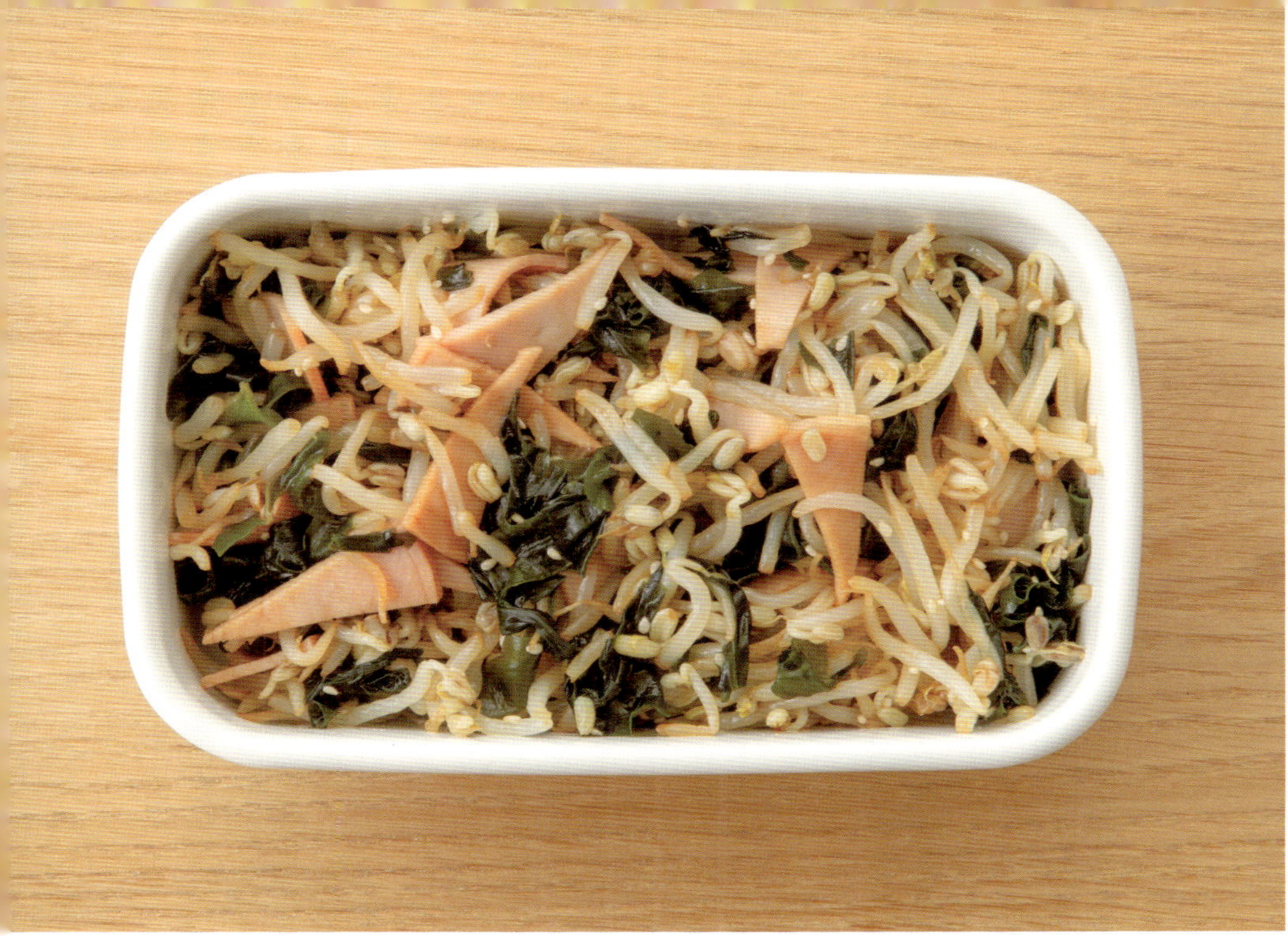

大豆イソフラボンが健康と美容に効く！

もやしとわかめの中華酢の物

- ダイエット効果
- 婦人科系疾患予防

［1人分］
57kcal
食物繊維
2.3g

材料（2人×3日分）

もやし …… 2袋
わかめ（乾燥） …… 10g
ハム（薄切り） …… 5枚

A
- しょうゆ …… 大さじ2
- 酢 …… 大さじ1
- 砂糖 …… 小さじ1
- 鶏がらスープの素 …… 小さじ1/2
- ごま油 …… 小さじ1/2
- 白ごま …… 小さじ2

作り方

1 もやしはひげ根をとり、熱湯（分量外）で30秒ゆでる。ざるにあげ流水にさらし、キッチンペーパーなどに包んで水気を絞る。わかめはたっぷりの水で戻して水気を切る。ハムは放射線状に16等分に切る。

2 保存容器にⒶを入れ、砂糖が溶けるまでよく混ぜる。

3 2に1を入れ、和える。

ひと口メモ

低カロリーながらさまざまな栄養素を含むもやし。なかでも葉酸は、妊婦に不可欠な水溶性のビタミンBの一種で、核酸（DNA、RNA）の合成に大きく関与しています。

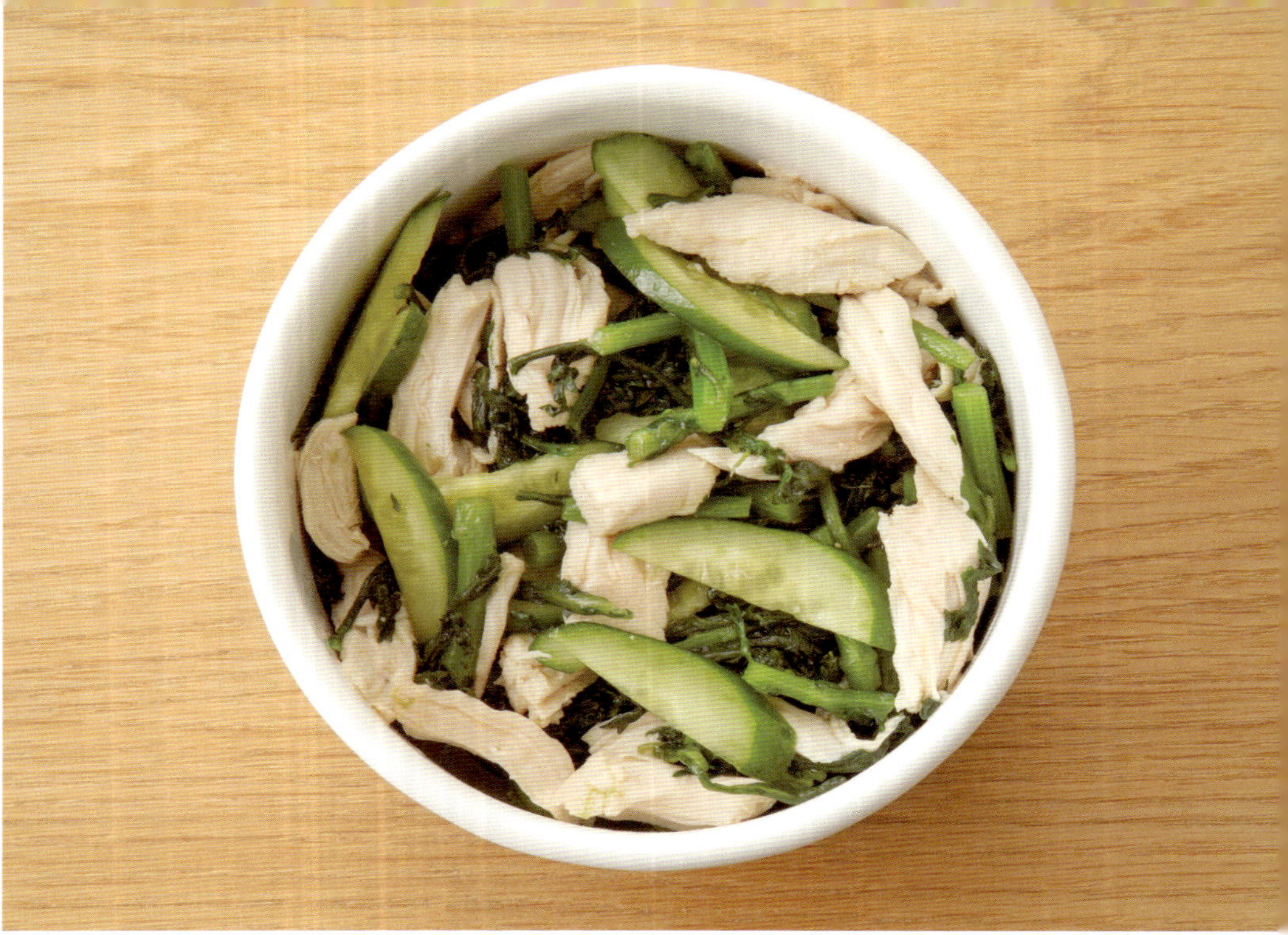

β-カロテンをヘルシーたんぱく質と一緒に

ささみと春菊ときゅうりのナムル

免疫力アップ

抗酸化作用

材料（2人×3日分）

ささみ……3本
春菊……1束
きゅうり……1本
酒……大さじ1
Ⓐ ポン酢……大さじ3
　ごま油……小さじ1

作り方

1 ささみは筋をとり除いて酒をふる。耐熱皿に入れてラップをかけ、600W電子レンジで2分加熱し、手で粗くほぐす。
2 春菊は熱湯でさっとゆでて水気を絞り、ざく切りにする。きゅうりは縦半分に切ってから斜め薄切りにする。
3 保存容器にⒶを入れ、1、2を加えて和える。

［1人分］
52kcal
食物繊維
0.7g

ひと口メモ

春菊の香り成分であるペリルアルデヒドは、自律神経に作用し、胃腸の働きを活発化。痰をとり除き、咳を落ち着かせるのにも役立ちます。β-カロテンには抗酸化作用も。

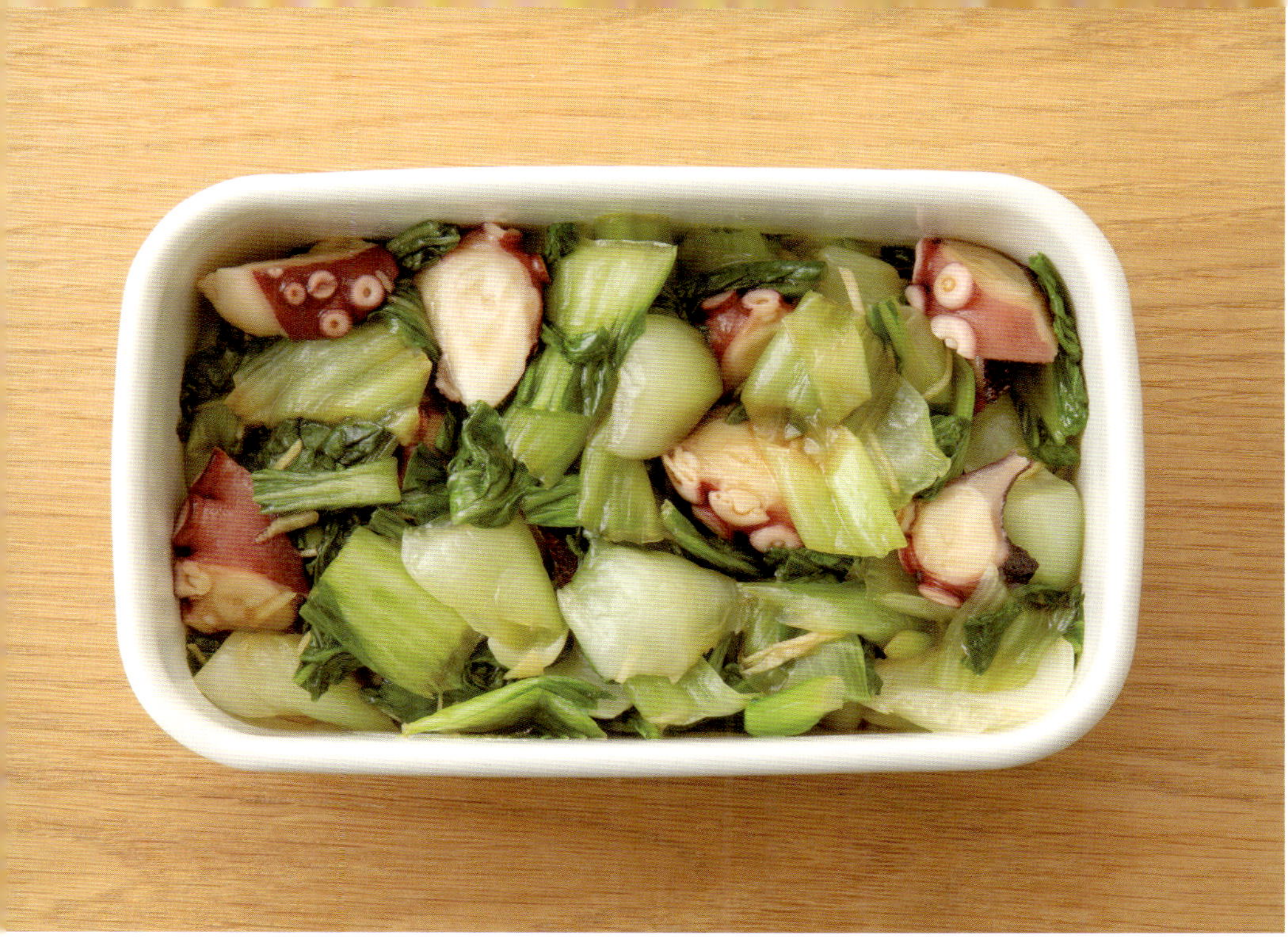

たこのタウリンで疲労を回復！

たことチンゲン菜のオイスター和え

アンチエイジング

疲労回復

［1人分］
34kcal
食物繊維
0.6g

材料（2人×3日分）

チンゲン菜 …… 3株
ゆでだこ …… 100g
しょうが …… 1/2片

Ⓐ
- ごま油 …… 小さじ1
- オイスターソース …… 大さじ2
- 酢 …… 小さじ1
- 水 …… 大さじ1

作り方

1 チンゲン菜は葉と軸に分け、葉はざく切り、軸は削ぎ切りにする。たこはぶつ切りに、しょうがは千切りにする。

2 熱湯（分量外）でチンゲン菜をゆで、水にとって、水気を絞る。

3 保存容器にたこ、しょうが、Ⓐを入れてよく混ぜ、チンゲン菜を加えて和える。

和え物

ひと口メモ

たこに含まれるビタミンEは、血行をよくし、肌荒れを予防。コレステロール値を下げることで肝機能の働きを助けるタウリンは、むくみ解消や疲労回復にも効果的です。

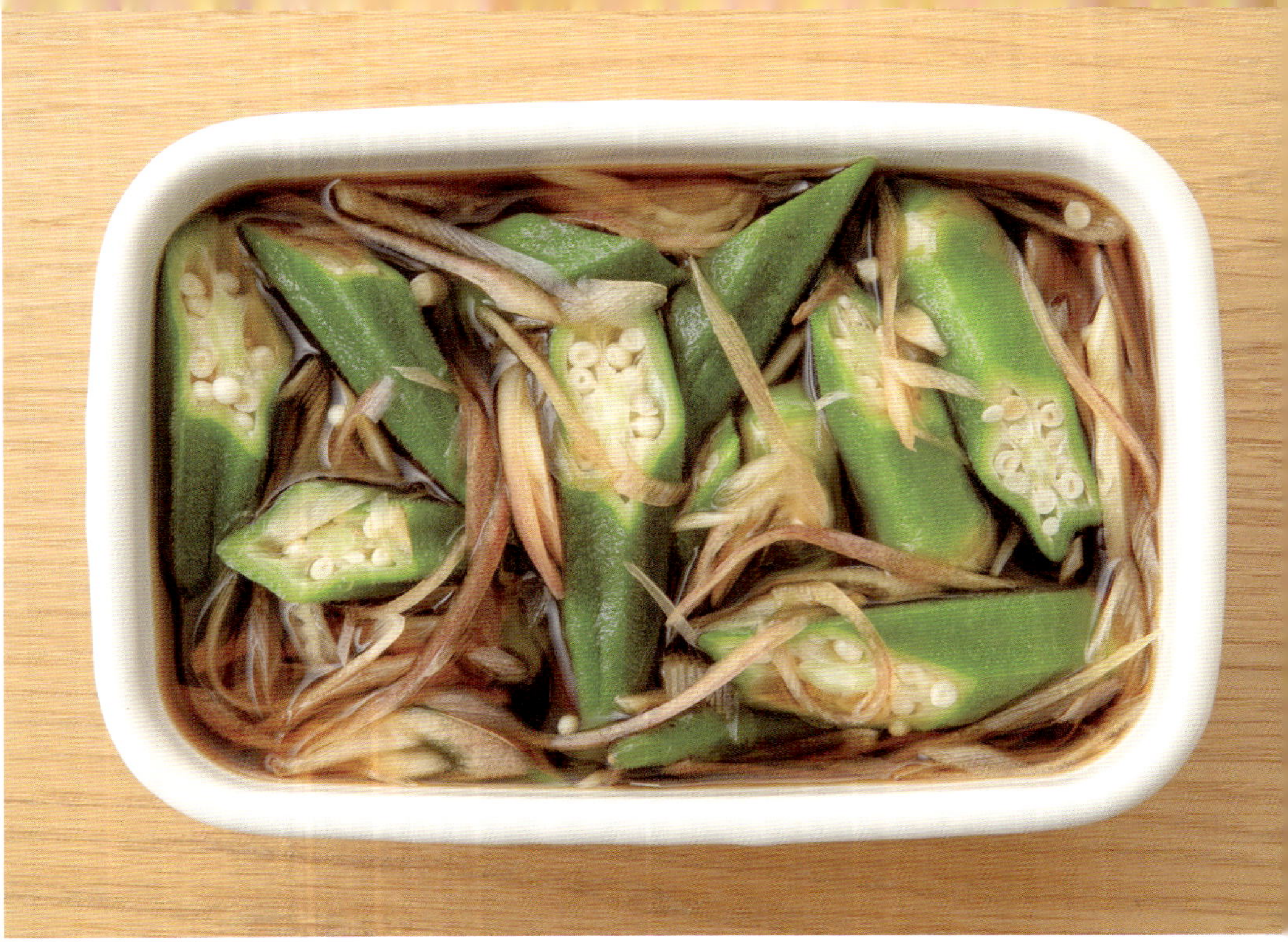

みょうがの香りで眠気すっきり！

おくらとみょうがのお浸し

腸内環境を改善

食欲増進

［1人分］
31kcal
食物繊維
1.9g

材 料（2人×3日分）

オクラ …… 20本
みょうが …… 3個
Ⓐ
だし汁 …… 300ml
みりん …… 大さじ2
しょうゆ …… 大さじ2
酢 …… 小さじ1

作り方

1 おくらはがくの部分を削ぎ、熱湯（分量外）で1分ゆでたら冷水にとり、半分に切る。

2 みょうがは縦半分に切り、それぞれ斜め薄切りにする。

3 保存容器にⒶを入れ、1、2を加える。

ひと口メモ

独特のネバネバした食感が食欲をそそるオクラ。そのネバネバにはガラクタン、アラバン、ペクチンなどの水溶性食物繊維が豊富で、整腸作用を促進する効果があります。

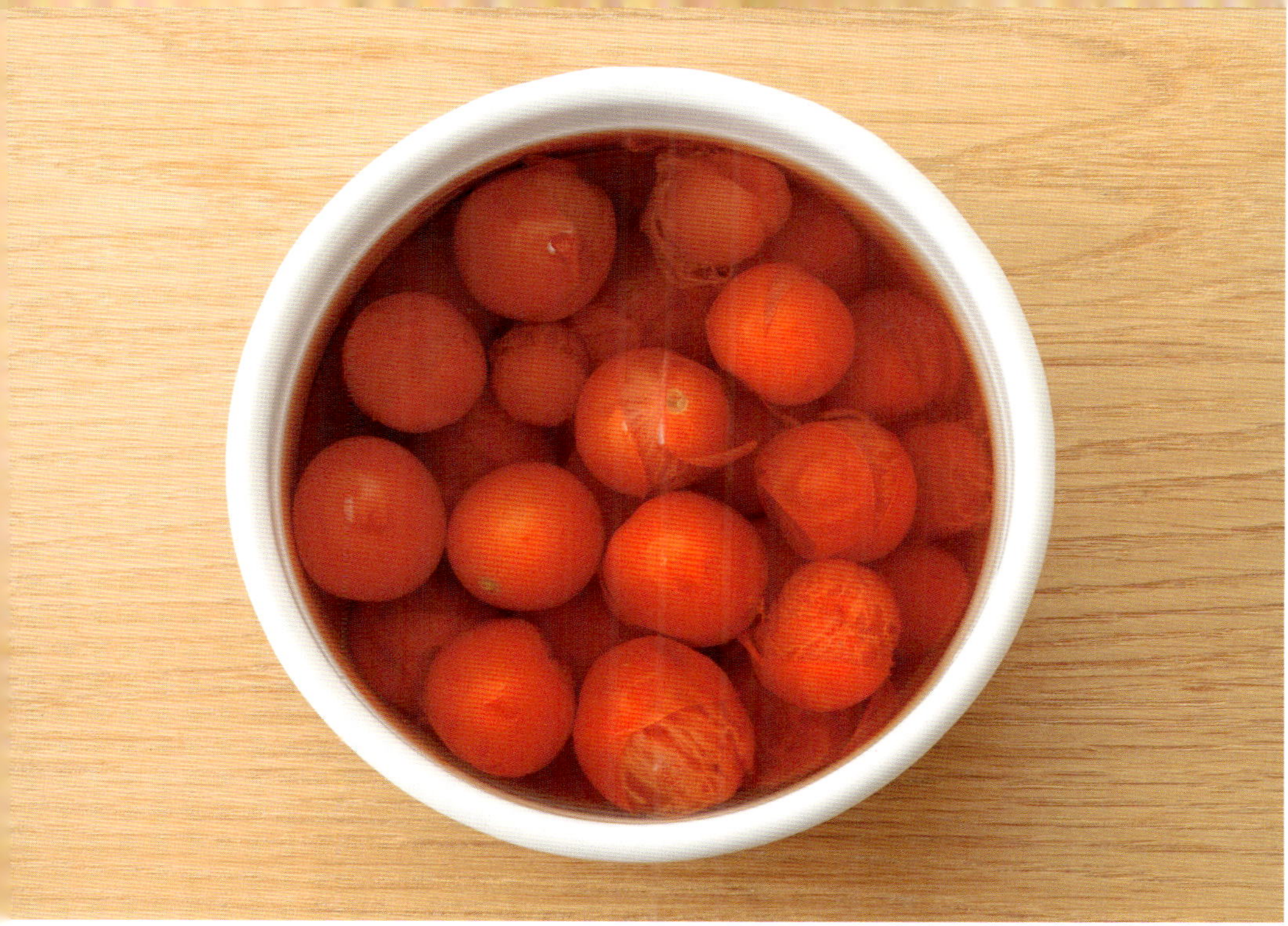

トマトのリコピンを丸ごとたっぷり！

ミニトマトのお浸し

抗酸化作用

生活習慣病予防

［1人分］
27kcal
食物繊維
0.4g

材料（2人×3日分）

ミニトマト …… 2パック

Ⓐ
- だし汁 …… 300ml
- みりん …… 大さじ2
- 薄口しょうゆ …… 大さじ2

作り方

1 ミニトマトはへたをとって洗い、へたの部分に十字に切り込みを入れる。
2 鍋にⒶを入れ、煮立てる。
3 保存容器に1と2を入れ、冷ましてから冷蔵庫に入れる。

ひと口メモ

トマトの赤い色は、生活習慣病の予防や老化防止にも役立つカロテノイドの一種、リコピンによるもの。肥満体質を改善し、動脈硬化を防ぐサポニンも含まれています。

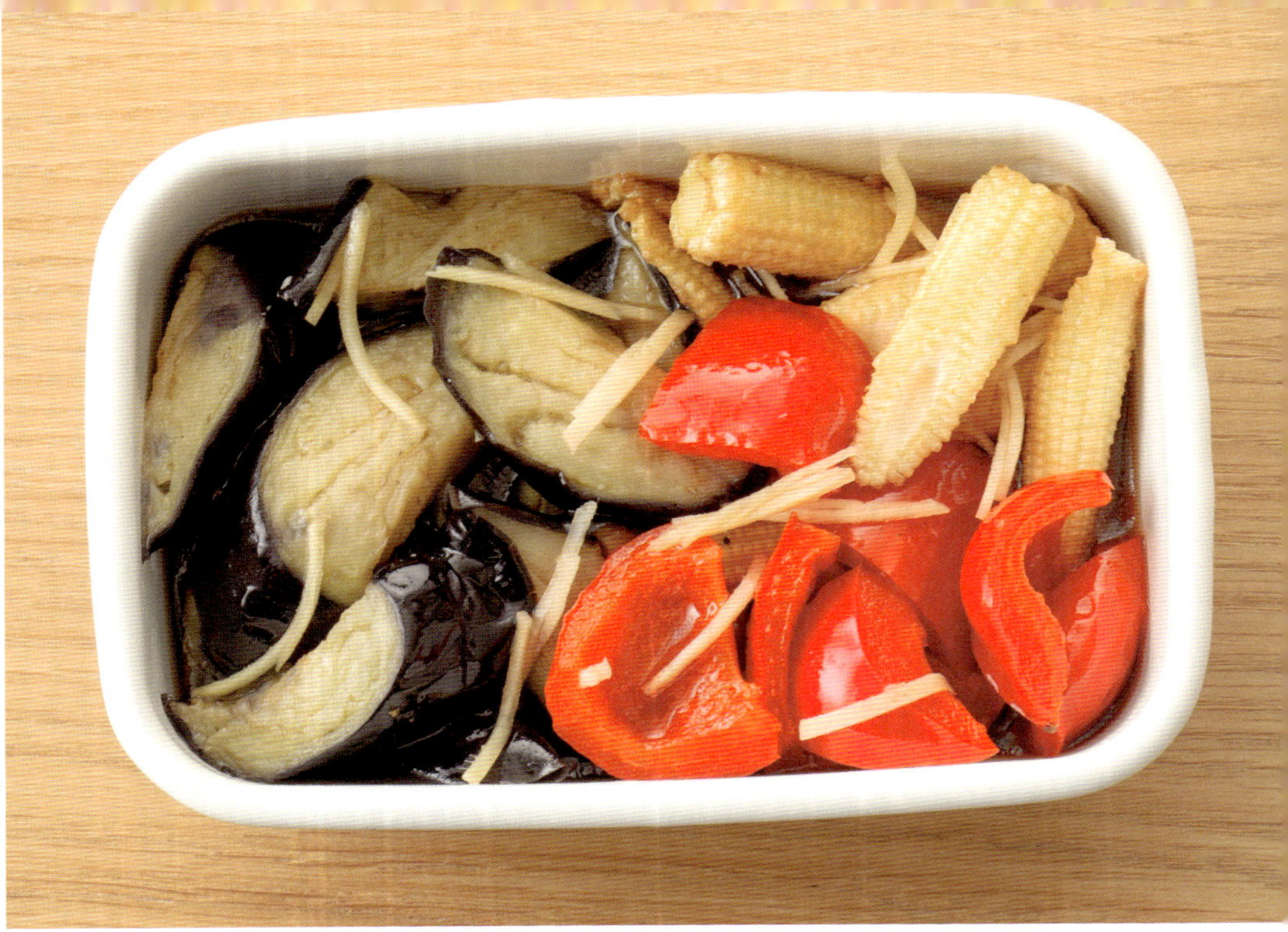

抗酸化作用の高いナスニンで若返り！

カラフル野菜の揚げ浸し

抗酸化作用

疲労回復

［1人分］
71kcal
食物繊維
1.4g

材料（2人×3日分）

ヤングコーン …… 6本
パプリカ …… 1個
なす …… 3本
揚げ油 …… 適量
A
しょうが（千切り） …… 1片分（10）
めんつゆ（3倍濃縮） …… 大さじ2
酢 …… 小さじ1
水 …… 150ml

作り方

1 ヤングコーンは半分に、パプリカは2cm角に、なすは縦半分に切ってから5mm幅の斜め切りにする。
2 鍋で油を170℃に熱し、1を素揚げして、油を切る。
3 保存容器にAを入れ、2が熱いうちに漬ける。

ひとロメモ

ヤングコーンには活性酸素を抑えるマンガンが多く、動脈硬化を予防。ヘモグロビンの生成に重要な役割を果たす銅も豊富です。外皮つきのものは中のヒゲも食べられます。

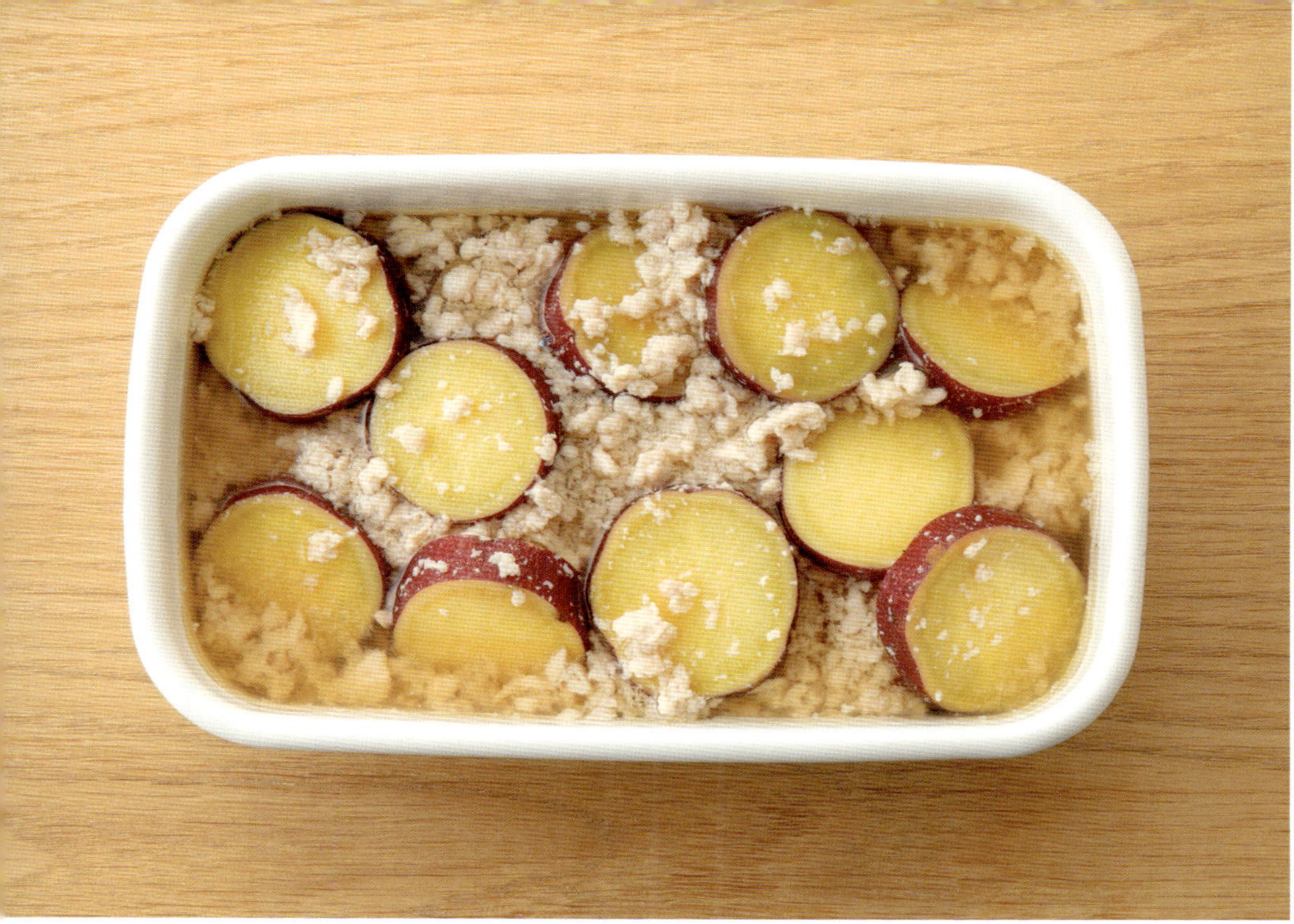

豊富な食物繊維でお腹を掃除♪

さつまいものそぼろ煮

便秘解消

抗酸化作用

［1人分］
110kcal

食物繊維
0.7g

材料（2人×3日分）

さつまいも
……1本（200g）

鶏ひき肉……150g

A
- だし汁……200ml
- 薄口しょうゆ……大さじ2
- みりん……大さじ2

作り方

1 さつまいもは輪切りにし、水にさらして耐熱容器に入れ、ラップをかけ600Wの電子レンジで3分加熱する。

2 鍋に鶏ひき肉とⒶを入れ、泡立て器で混ぜ合わせてから中火にかける。

3 煮立ったらさつまいもを入れ、さっと混ぜる。

ひと口メモ

さつまいもの赤紫色は、ポリフェノールの一種であるアントシアニン色素が原因。抗酸化作用があり、肝機能障害を改善します。皮ごと食べて、食物繊維もしっかり摂取。

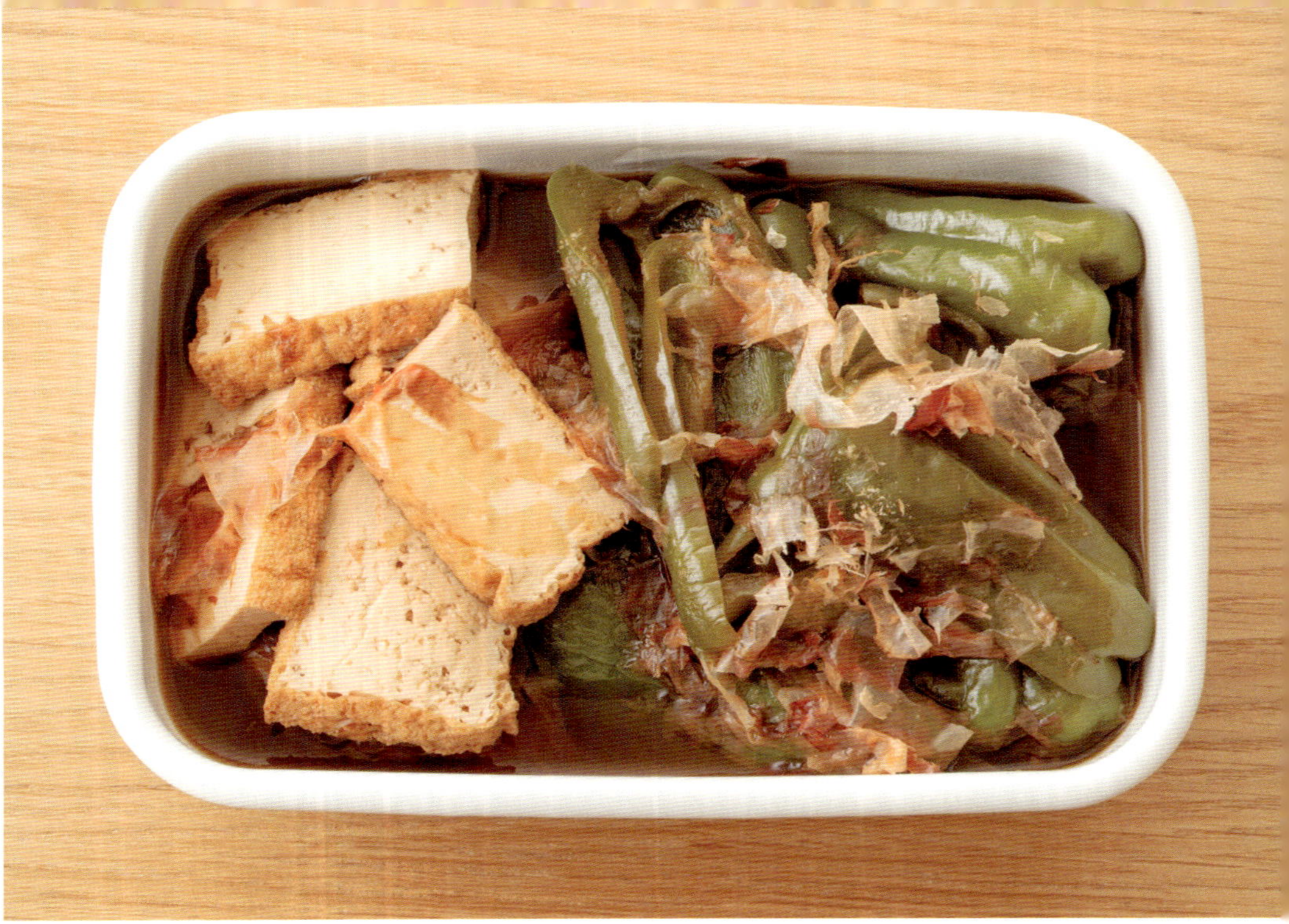

β-カロテンとイソフラボンが一度にとれる！

厚揚げとピーマンのおかか煮

・ダイエット効果
・婦人科系疾患予防

［1人分］
93kcal
食物繊維
0.8g

材料（2人×3日分）

厚揚げ …… 1枚
ピーマン …… 5〜6個
かつお節 …… 10g
A
　水 …… 500ml
　しょうゆ …… 50ml
　みりん …… 50ml

作り方

1 厚揚げは縦半分に切り、それぞれを7〜8mm幅に切る。ピーマンは半分に切り、へたと種をとる。
2 鍋に1とAを入れ、中火で10分ほど煮る。
3 かつお節を加えて混ぜ、保存容器に入れる。

ひと口メモ
タンパク質やカルシウム、マグネシウム、イソフラボンなど、厚揚げには多様な栄養素が潜んでいます。ダイエットや美肌にも効き目が。味が染み込みやすいのもうれしい。

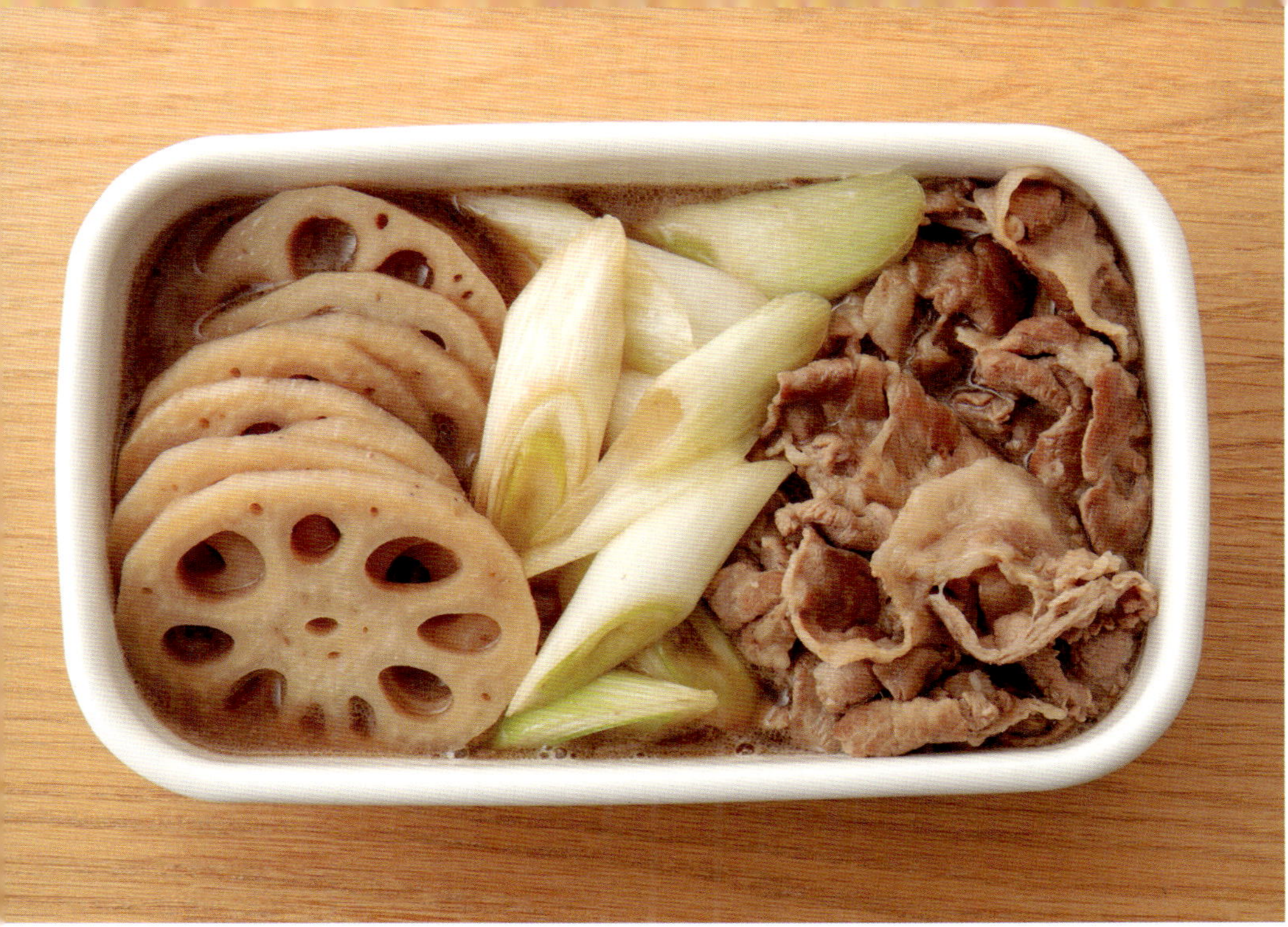

疲れをとってお肌も健やか♪

れんこんと長ねぎの豚すき煮

腸内環境を改善

疲労回復

［1人分］
163kcal
食物繊維
1.0g

材 料（2人×3日分）

豚こま切れ肉 …… 300g
れんこん …… 200g
長ねぎ …… 1本
きび糖 …… 大さじ1/2
サラダ油 …… 大さじ1/2
Ⓐ
だし汁 …… 300ml
しょうゆ …… 大さじ2
みりん …… 大さじ2

作り方

1 豚肉は食べやすい大きさに切る。れんこんは5mm幅の輪切りに、長ねぎは斜め切りにする。
2 フライパンにサラダ油を熱し、豚肉と砂糖を入れて炒める。豚肉にだいたい火が通ったられんこんを加え、れんこんが透き通ってくるまで炒める。
3 Ⓐと長ねぎを入れ、中火で10分ほど煮る。

煮物

ひと口メモ

れんこんに含まれるビタミンCは、疲労回復や滋養強壮に効果を発揮。また、タンニンには抗炎症作用があり、傷ついた胃粘膜を修復し、胃の壁を保護してくれます。

最強の一汁一菜Q&A

食生活を改善し、強い体を作る。それが「最強の一汁一菜」の目標です。いざ始めるにあたって、多くの人が感じる疑問・質問にお答えしました。

Q どのくらい続ければいいですか？

A ずっと続けることが大事ですが、まずは2週間試してみてください。3食が大変なら、夕食だけ一汁一菜にして、朝食は軽いものにし、昼食はハンバーガーでも牛丼でも、好きなものを食べて構いません。忙しいときには、コンビニのおにぎりとみそ汁、漬物でも大丈夫。手抜きしてもいいので、習慣化することを心がけてください。

Q 味噌の塩分は気にしなくて大丈夫？

A カリウムを豊富に含んだ野菜を一緒に摂取すれば、余分なナトリウムはきちんと体の外に排出されます。本書で紹介しているレシピは、こうした働きを持つ野菜を効果的にとり入れられるよう、栄養のバランスや成分を工夫したもの。だから、それほど気にしなくても大丈夫。むしろ健康にプラスに働く部分のほうが大きいでしょう。

Q もち麦でないと、だめですか？

A もち麦は大麦の一種で、ほかにうるち性の押し麦があります。食物繊維の含有量は、もち麦が白米の約25倍、押し麦が約17倍。よって、もち麦のほうがより効果が出やすいことは確かです。ただ、地域によってはもち麦が手に入りにくいところもあるので、その場合は、押し麦でOK。カルシウムやカリウム、ビタミンも豊富に含まれています。

第4章

病気にならない体を作る！
最強の一汁一菜
日常生活のヒント

さらに効果を上げるには、日々の習慣も重要。
心がけるだけでより健康になれるヒントが満載です。
無理なく楽しく続けていきましょう。

『さわやか朝の習慣』

太陽の光と朝食で自律神経を整える

朝は、副交感神経優位から交感神経優位に切り替わるタイミング。徐々に交感神経が上がっていくことで、**気持ちが前向きになり、自然とモチベーションが上がる**時間帯です。朝活が身につくというのは、まさにこれが理由。とはいえ、前日の夜にしっかりと眠れていない人は、自律神経のバランスが整わず、せっかくの早起きも台無しになるので、**十分な睡眠時間をとる**ようにしましょう。

また、自律神経のバランスを整えるためには、**朝起きてすぐにコップ1杯の水を飲む**のもおすすめ。腸の蠕動《ぜんどう》運動を促すことで、副交感神経を高め、自然な便意を誘発することもできます。もうひとつ重要なのは、**ゆっくり歯磨きをする**こと。朝は何かと忙しく、バタバタしてしまいがちですが、短時間でもゆっくり集中して歯磨きを行うと、呼吸が落ち着き、自律神経が安定します。

朝起きたら陽の光を浴びよう！

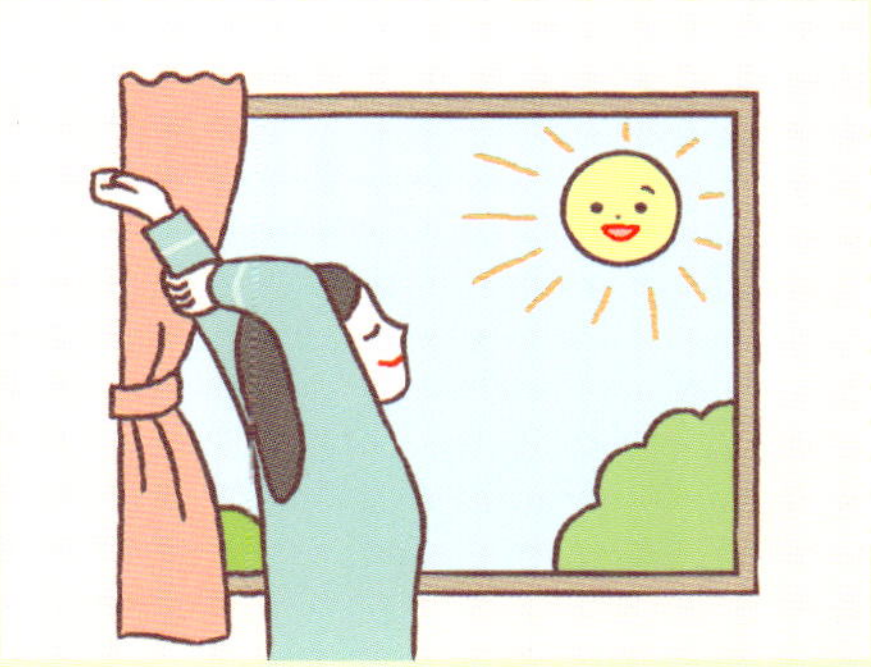

毎日の習慣として、朝起きたらまずはカーテンを開け、太陽の光を浴びるようにしましょう。そうすれば、体内時計を管理する自律神経が刺激され、夜には自然と深い睡眠に導かれます。

長生きしたかったら朝食は欠かせない！

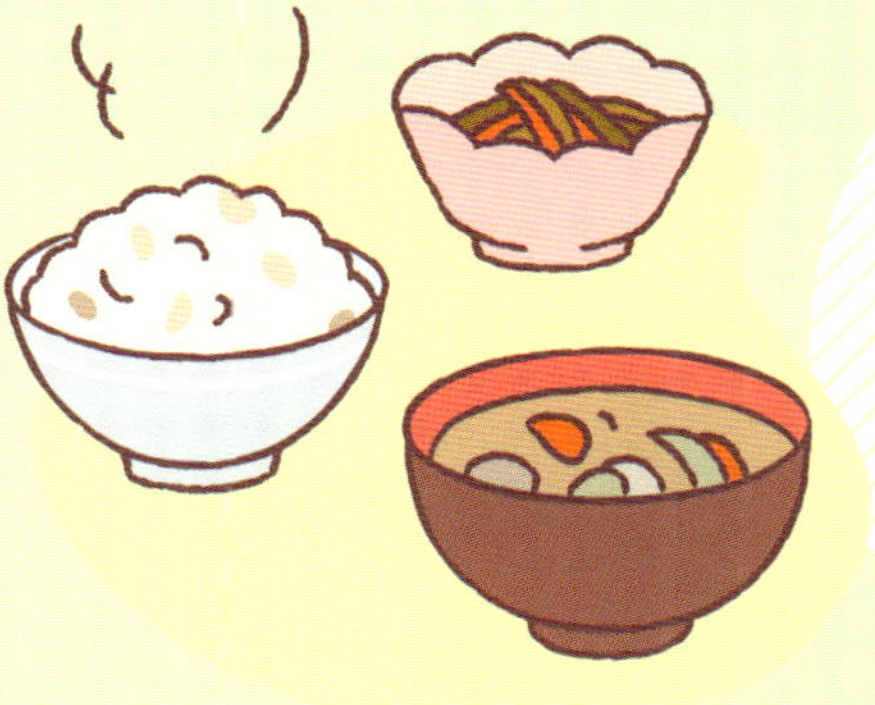

朝食をとると自律神経の乱れが修正され、それに伴い腸内環境もよくなります。腸内環境がよくなれば、自律神経のバランスが整い、体の不調が改善され、病気の予防にもつながります。

ひと口メモ

自律神経が整うとホルモンの分泌もよくなり、代謝も上がります。それはつまり、食べても太りにくい体になるということ。気持ちも前向きになるなどいいことづくめです。

『しめつけない　がんばらない』

〝ゆったり〟が病気知らずの秘訣

健康な体は一朝一夕では手に入りません。せっかくの「最強の一汁一菜」も習慣にしないことには実を結ばないのです。**長く続けるコツは、ストレスフリーでいること**。

就寝時、どんな格好をしていますか？　体をしめつけるようなきついゴムが入った下着、パジャマは、膀胱を刺激して尿意を誘発するので、夜中にトイレで目が覚める原因となります。そこで安眠が妨げられてしまうと、充分な睡眠をとることができません。**部屋着やパジャマは、なるべくゆったりしたものを選びましょう**。

また、あまり**自分に厳しくしすぎるのも禁物**。「食べたいけど、がまんしなくちゃ」「体にいいと言われているから、嫌いなものでも食べなくちゃ」という考えは、自律神経の乱れを引き起こします。その結果、腸内環境を悪化させ、体の不調を訴えることに。**がまんは、ほどほどに**してください。

ウエストのしめつけに注意！

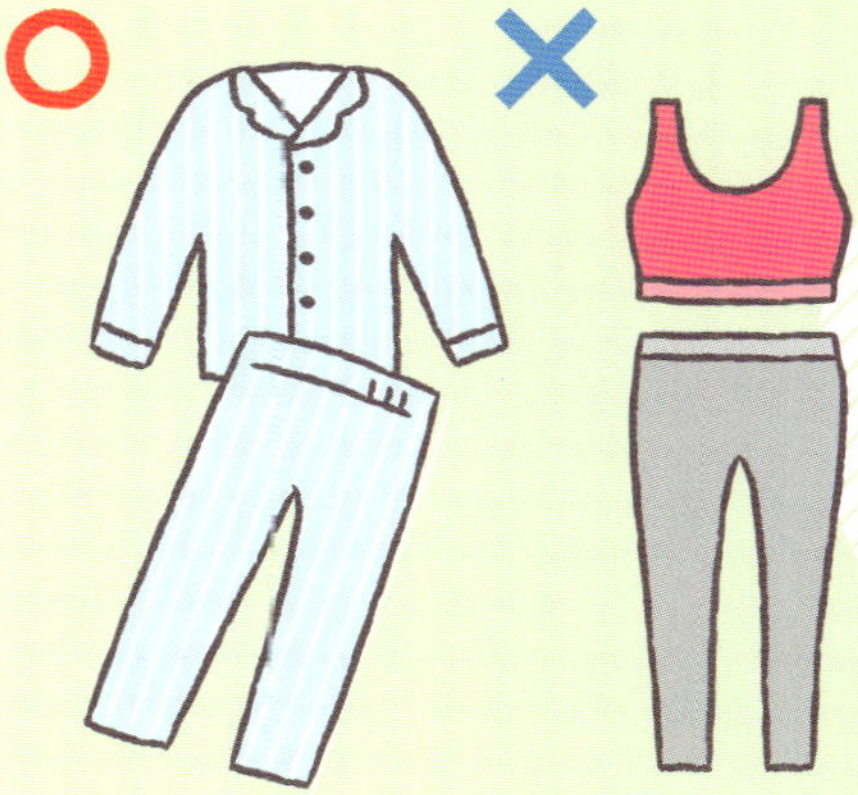

下着をつけずに寝ると、不自然に体をしめつけられることがなく、血行促進やむくみ防止になります。ふんどしが健康にいいとされるのも同じ理由から。リラックスして熟睡しましょう。

がんばりすぎの生活を見直そう！

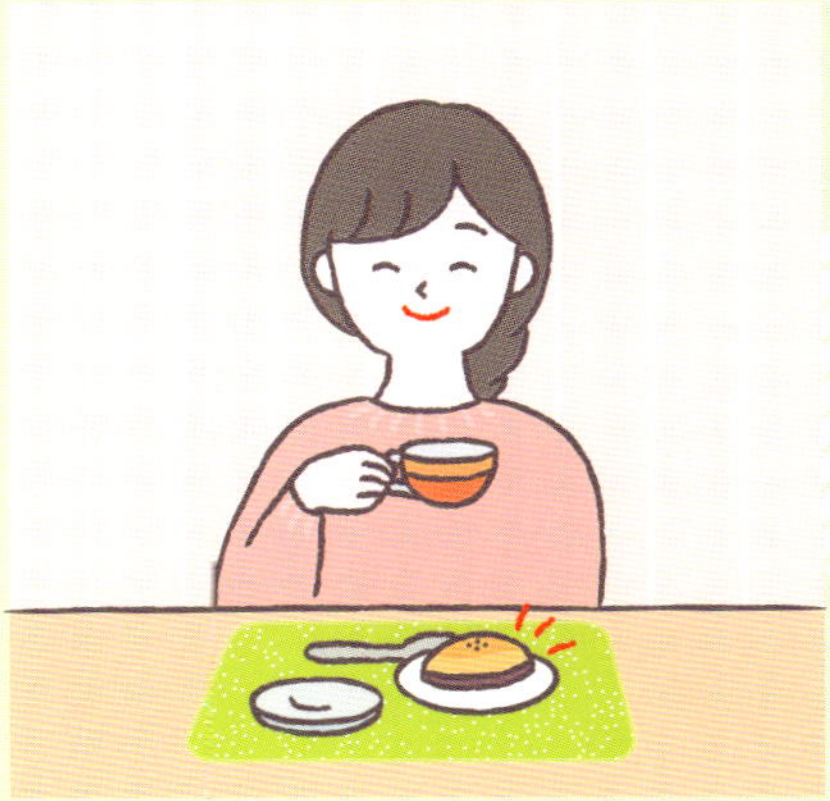

がまんする食事法には必ずと言っていいほど矛盾が生じます。もちろん、暴飲暴食は厳禁ですが、なるべくルールは少なくし、自然と実践できるサイクルを作りあげることが大事です。

ひと口メモ

体をしめつける下着は、皮膚呼吸を妨げたり、血液の流れを悪くして冷えの原因となったり、いろいろな悪影響を及ぼします。寝る前、就寝時に身につけるものはきちんと選びましょう。

『のんびり夜の習慣』

おふろと睡眠でもっと長生き体質になる

夕食後、食べ物が消化されて腸が動き始めると、副交感神経が優位になってきます。翌朝に疲れを残さずに質のいい睡眠を得るためには、じつはこの時間こそが重要。これを**充分に確保すると、自律神経のバランスが整い、腸内環境がよくなる**からです。この**夕食後の3時間を「腸のゴールデンタイム」と呼びます**。

では、寝るまでの3時間は何をすればより健康によいのでしょうか。例えば、**運動は朝にするより、夜にするのが効果的**です。夕食後には30分から1時間ほど、ゆっくり**ウォーキング**をするのがおすすめ。すると末梢血管が開いて、眠りの質が向上。首の痛みや肩凝り、腰痛なども軽減されることがわかっています。外に出るのがめんどうであれば、**半身浴**をしたり、**ストレッチ**をするのもいいでしょう。**寝る前に明日の準備をしておく**と、翌朝慌てずに済み、自律神経のバランスも保たれます。

おすすめのお風呂の入り方とは？

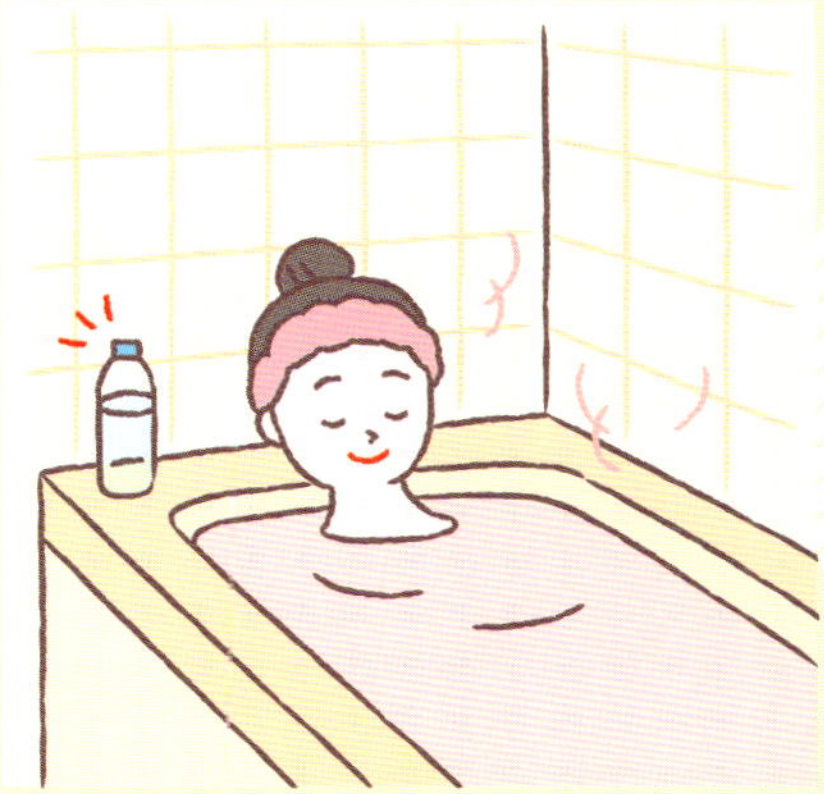

お湯に浸かり腸を温めると、蠕動《ぜんどう》運動が促されます。半身浴は39～41度で、約15分がベスト。42度を超えると脱水症状を起こすこともあるので注意。ときどき水も飲んでください。

ぐっすり眠るために効果的なこととは？

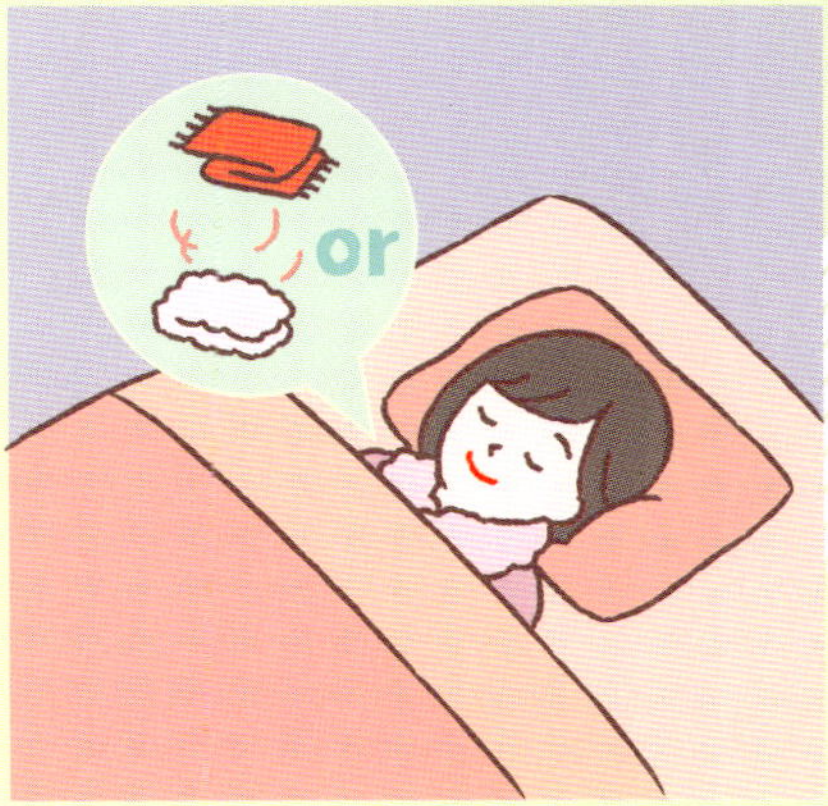

個人差はありますが、６～７時間くらい眠ることができれば、充分な睡眠時間を得たと言えるでしょう。首に温かいタオルを当てるなどして緊張を緩めると、寝入りがよくなります。

ひと口メモ
リラックスしたいときには呼吸も大事。日頃から深くゆっくり呼吸することを心がけましょう。逆にモチベーションを上げるには、浅く速い呼吸を。交感神経が刺激され、やる気が出ます。

『かんたんな運動の習慣』

腸内環境を整える長生き体操

自律神経の乱れは、かんたんな運動でも改善できます。

もっとも推奨したいのは、ウォーキング。**2キロの距離を30分くらいかけて歩く**のがベスト。**息が上がるような激しい運動は逆効果**です。高齢者なら、無理のないようにもう少しゆっくり歩くのでも十分。

余裕があれば、**腕立て伏せ10回を2セット**、**スクワット10回を2セット**を朝と夜に行うようにしてください。筋肉を動かすと腸が刺激され、便秘が解消されます。

さらに、会社などでは、**エレベーターやエスカレーターではなく、階段を使う**ようにしましょう。7階くらいまで上ると、普段使わない筋肉を動かすことができ、運動になります。**電車の中で座らずに立つ**ようにすれば、腰痛対策にも。

日常生活に、今すぐとり入れられる方法ばかり。ぜひ試してみてください。

ゆっくりの散歩で自律神経を整える

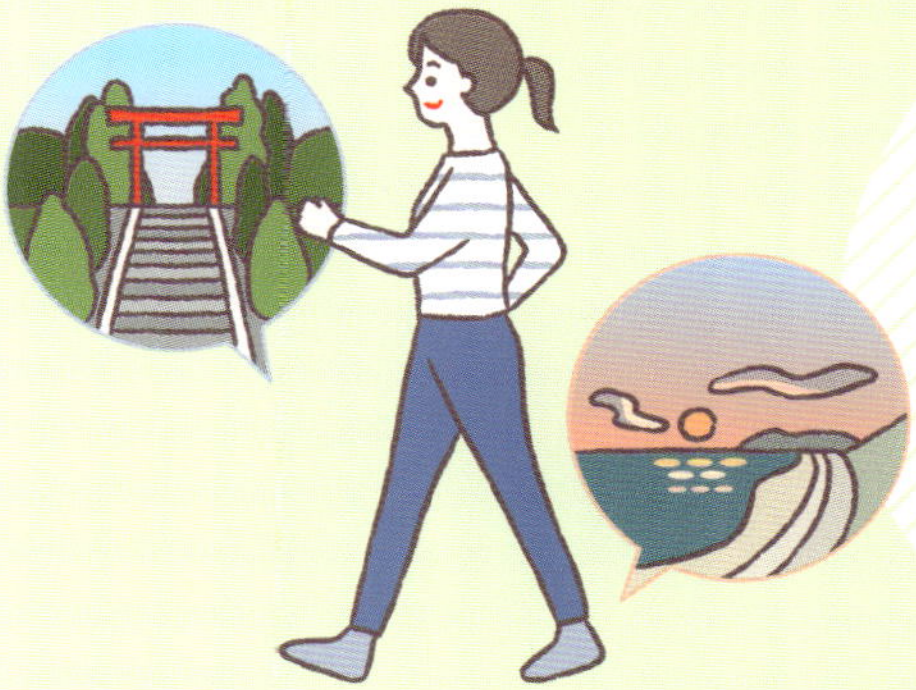

夕食後の散歩も自律神経のバランスを整えてくれます。息が上がらない程度に30分〜1時間くらい、景色を見ながらのんびり歩きましょう。階段のあるコースを選ぶと、なお効果的です。

かんたんな運動で血流アップ!

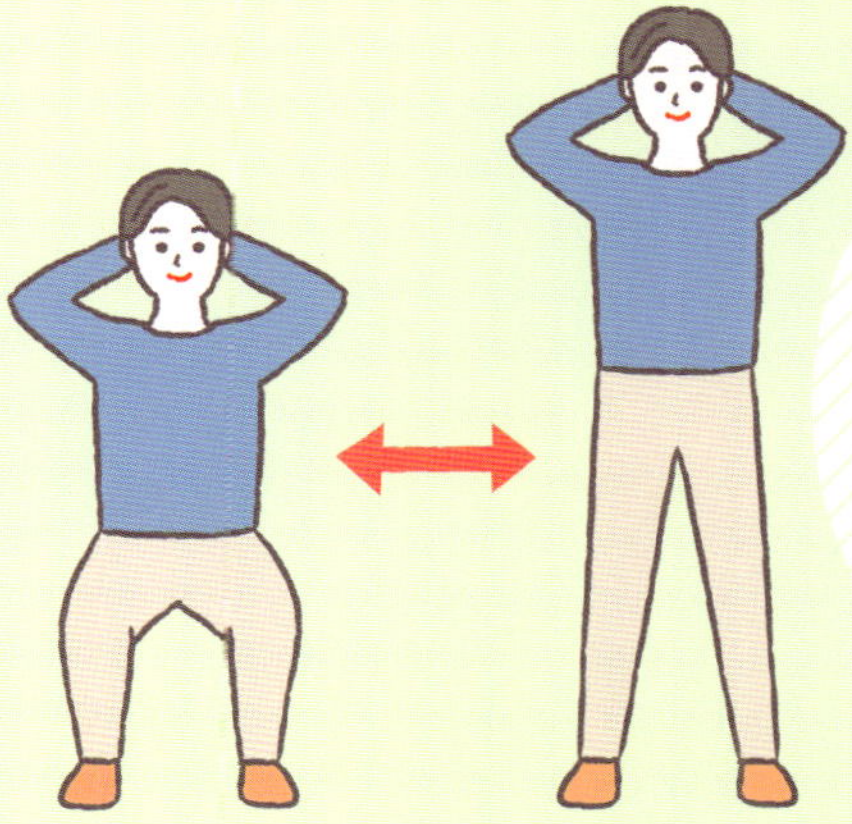

仕事中に集中力が続かないときは、かんたんな運動を行って。スクワットなど、体を大きく動かす運動がおすすめ。体の側面をのばす運動も血流がよくなり、パフォーマンスが上がります。

ひと口メモ

デスクワークの人が感じる肉体疲労はうっ血によるもの。帰宅する際、自宅の最寄り駅の1つ手前で降りて、散歩がてら歩くといいでしょう。血流がよくなり、かえって疲れがとれます。

おわりに

30代、40代、50代と年齢を重ねていくと、同じ世代のはずなのに、若く見える人、老けて見える人が分かれてくると思います。長年、患者さんをはじめ周りの人と接していてわかったのは、若く見える人ほど腸内環境がよいということ。そんな人たちは、肌ツヤがよいばかりか、風邪やインフルエンザにもかかりにくく、いつも健康でニコニコしています。

これは、腸内環境が見た目およびメンタルにおよぼす影響の大きさを物語っているのではないかと思います。

がんや心筋梗塞、脳梗塞などの大きな病気はもちろん、風邪などの病気にならないためには、日々の生活や習慣が大事。その中でも「食事」は、かなり大きなウエイトを占めています。仕事やライフサイクルによって運動量などは変わってきますし、変化をつけるのは意識的な改革が必要ですが、「食事」はほんの少しの工夫でよいものに置き換えることができます。

巷では糖質制限やファスティング、たんぱく質除去などたくさんの食事療法がありますが、私にはどれも無理があるように感じられます。食事は日々の生活を彩るものでもありますから、あまり極端な制限を設けると、ストレスになりよくありません。なによりも健康に悪いのは、ストレスだという話もあるほどです。

そうして考え出されたのが、今回ご紹介した「一汁一菜」。ポイントは食物繊維が豊富なもち麦ごはんと、優れた発酵食品であるみそ。みそ汁にすることで、野菜などもたっぷりとることができます。買ってそのまま出せる納豆や作り置きできる漬け物などの常備菜などを小鉢として出せば、栄養のバランスがよくなるだけでなく、食事の準備に充てる時間も短縮することができます。

どんなに体にいいことも、めんどうだったり、ストレスを感じたり、心に負担がかかるようでは続きません。何より意味がありません。

まずは2週間、試してみてください。毎日の便通がよくなった、体温が上がった、よく眠れるようになったなど、小さな変化にきっと気づくはずです。

小林弘幸

小林弘幸（こばやし・ひろゆき）

順天堂大学医学部教授。日本体育協会公認スポーツドクター。1960年、埼玉県生まれ。87年、順天堂大学医学部卒業。92年、同大学大学院医学研究科修了。ロンドン大学付属英国王立小児病院外科、トリニティ大学付属医学研究センター、アイルランド国立小児病院外科での勤務を経て、順天堂大学小児外科講師・助教授を歴任する。

自律神経研究の第一人者として、プロスポーツ選手、アーティスト、文化人へのコンディショニング、パフォーマンス向上指導に関わる。また、順天堂大学に日本初の便秘外来を開設し、発酵食をはじめとした腸内環境を整える食材の紹介や、腸内環境を整えるストレッチの考案など、健康な心と体の作り方を提案している。『なぜ、「これ」は健康にいいのか？』（サンマーク出版）、『医者が考案した「長生きみそ汁」』（アスコム）ほかベストセラー多数。『世界一受けたい授業』（日本テレビ）や『中居正広の金曜日のスマイルたちへ』（TBSテレビ）などメディア出演も多数。

医者が考案した
がん・病気をよせつけない最強の一汁一菜

2019年2月27日　初版第1刷発行
2019年5月30日　初版第3刷発行

著　者　小林弘幸
発行者　小川 淳
発行所　SBクリエイティブ株式会社
〒106-0032　東京都港区六本木2-4-5
電話：03-5549-1201（営業部）

ISBN978-4-8156-0089-1

落丁本、乱丁本は小社営業部にてお取り替えいたします。

定価はカバーに記載されております。

本書の内容に関するご質問等は、小社学芸書籍編集部まで必ず書面にてご連絡いただきますようお願いいたします。

ブックデザイン　河南祐介、塚本望来、藤田真央（FANTAGRAPH）
編集協力　印田友紀（smile editors）
執筆協力　二平絵美（smile editors）、信藤舞子
料理制作　落合貴子
調理スタッフ　国本数雅子、横山久美子
写真　田辺エリ
スタイリング　大関涼子
撮影協力　UTUWA
イラスト　森屋真偉子
DTP　茂呂田剛（エムアンドケイ）
編集　杉本かの子（SBクリエイティブ）
印刷・製本　株式会社シナノパブリッシングプレス